Hochsensible Kinder

Gefühlsstarke Kinder begleiten und mit außergewöhnlichen Methoden im Alltag unterstützen

Nadine Piel

Inhalt

Einleitung

Ich begrüße Sie hiermit offiziell zu diesem Werk, welches Ihnen dabei helfen soll, hochsensible Kinder zu verstehen und besser mit Ihnen umzugehen, sodass sie sich noch besser entwickeln und entfalten können.

Hochsensibilität ist etwas, mit dem man als Elternteil nicht unbedingt konfrontiert wird, ehe man eine Lektüre wie diese in den Händen hält.

In unserer Gesellschaft wissen viele nicht, was Hochsensibilität ist, was nicht gerade vorteilhaft ist.

Das Konstrukt der Hochsensibilität ist wissenschaftlich noch nicht erfasst.

Und so ist es auch heute noch nicht umfassend möglich, dass Ärzte, Psychotherapeuten, etc., Hochsensibilität bei einem Kind diagnostizieren.

Nur, weil die wissenschaftliche Grundlage aber noch nicht gegeben ist, heißt das logischerweise nicht, dass es Hochsensibilität nicht gibt.

Tatsächlich gibt es schon wissenschaftliche Befunde, die nahelegen, dass es anatomische und biologische Unterschiede zwischen Menschen und damit auch zwischen Kindern gibt, die Hochsensibilität erklären können.

Vor allem aber hilft es den „Betroffenen“, bewusster mit ihrer Gabe umzugehen.
Es ist schlichtweg einfacher, ein Selbstbewusstsein zu entwickeln, wenn man sich selbst besser kennt und die eigenen Stärken und Schwächen besser einordnen kann.

Es gibt viele Menschen, die an sich zweifeln und sich einfach nicht verstehen.

Sie zwingen sich aufgrund der Gegebenheiten in unserer Gesellschaft dazu, anders zu sein.

Sie zwingen sich dazu, mit dem Strom zu schwimmen.

Sie tun ihre Eigenheiten damit einfach ab, sie verklären sie oder glauben womöglich sogar, sie seien krank.

Manche Ärzte oder Therapeuten verstehen die Hochsensibilität sogar oft falsch, indem sie ADHS oder ADS diagnostizieren.

Es gibt in diesem Zusammenhang zwar Gemeinsamkeiten, dennoch handelt es sich um völlig verschiedene Dinge.

Aufgrund der fehlenden vollumfänglichen wissenschaftlichen Basis ist es fast unmöglich zu sagen, wie hoch die Quote der Hochsensiblen ist.

Es ist aber davon auszugehen, dass sie tatsächlich sehr hoch sein könnte, was man daran merkt, wie viele Menschen sich in den „Symptomen" wiedererkennen, welche eine Hochsensibilität mit sich bringen kann.
Es gibt eine „Checkliste" mit vielen Punkten, die bei hochsensiblen Menschen meistens erfüllt ist.

Viele Menschen sind daher überrascht, wenn sie eine Vielzahl von Punkten bei sich erfüllt sehen.

Kinder haben natürlich nicht diese Mittel, um schon in einem jungen Alter etwas bei sich zu „diagnostizieren", weil sie eine ganzheitliche Sicht auf sich und ihre Persönlichkeit aufgrund fehlender Erfahrungen noch gar nicht haben können.

Umso wichtiger ist es für Eltern und Verantwortliche (Erziehende, Lehrende etc.), hochsensible Kinder zu erkennen und vor allem zu wissen, wie man mit ihnen umzugehen hat.

Hochsensibilität ist eine Gabe und als solche sollte sie auch angesehen und vor allem gefördert werden.

Natürlich haben hochsensible Kinder manchmal charakteristische Schwächen, doch welche Kinder haben keine Schwächen, an denen sich natürlich immer arbeiten lässt?

Der Unterschied zu den hochsensiblen Kindern ist lediglich, dass die Schwächen hochsensibler Kinder etwas spezifischer sind und sich häufiger überlappen.

Wenn Elternteile die Gabe ihrer Kinder verkennen und einfach nicht verstehen, wie und warum die Kinder so ticken, wie sie ticken, können Konflikte entstehen, die sich durch Tipps und Tricks einfach umgehen ließen.

Konflikte mit Kindern zu lösen muss nichts Problematisches sein.

Kein Elternteil ist mit der Fähigkeit geboren worden, perfekt erziehen zu können.

Für jeden Vater und jede Mutter ist dies ein Prozess und jede Mutter, jeder Vater wächst in seine bzw. ihre Rolle erst noch hinein.

Umso einfacher lassen sich Konflikte mit Kindern mit der Zeit lösen.
Das ist bei nicht-hochsensiblen Kindern so und mit hochsensiblen Kindern natürlich auch.

Der Unterschied ist nur, dass Konflikte mit hochsensiblen Kindern etwas spezieller sind, was beispielsweise die Themen der Konflikte oder die Kommunikation mit den Kindern anbelangt.

Die Kommunikation mit hochsensiblen Kindern hebt sich meistens von der Kommunikation mit nicht-hochsensiblen Kindern ab.

Über diese Besonderheiten sollte man informiert sein, wenn man Vater, Mutter, Großvater, Großmutter oder eben Erziehungsberechtigter bzw. Lehrer ist.

Es kommt letztlich dem Kind zugute, doch vor allem ermöglicht es auch selbst ein entspanntes Leben, wenn sich die Kommunikation mit hochsensiblen Kindern angenehmer gestaltet bzw. Konflikte mit hochsensiblen Kindern einfach(er) klären lassen.

Was auch immer Ihre Motive sein mögen, um diese Lektüre zu lesen.

Ich hoffe, Ihre Erwartungen und Anforderungen an dieses Werk werden erfüllt.

Womöglich sind Sie als Vater oder Mutter eines hochsensiblen Kindes direkt betroffen, weil Sie selbst eventuell hochsensibel sind und nun feststellen, dass Ihr Kind ähnliche Charakterzüge und Wesensmerkmale zeigt, wie Sie.

Vielleicht haben Sie auch nur einen Verdacht, eventuell wurde dieser von Betreuungspersonen und Verantwortlichen geschürt.

Möglicherweise sind Sie mit manchen Situationen überfordert, in denen Sie Ihr Kind nicht richtig verstehen können.

Als Lehrer oder Erzieher werden Sie aller Wahrscheinlichkeit nach mit vielen hochsensiblen Kindern konfrontiert werden.

Also auch mit diesem Hintergrund könnten Sie sich für den Kauf dieses Ratgebers entschieden haben.

Für all diese unterschiedlichen Hintergründe soll das Buch ein sicherer Hafen mit Tipps, Tricks und Übungen darstellen.

Damit wird das ganzheitliche Ziel verfolgt, Hochsensibilität greifbarer und verständlicher zu machen.

Es gilt, die charakteristischen Vorzüge und mögliche spezifische Schwächen zu verstehen, um eine optimale Förderung und Entwicklung ermöglichen zu können.

Denn dann können vermeintliche Problemkinder zu Überfliegern werden und in einer Gesellschaft, in der Anpassung und „mit dem Strom schwimmen“ angesagt ist, stechen sie mit ihren besonderen Fähigkeiten hervor und haben die Chance, die Welt mit ihrer einzigartigen Perspektive zu verändern.

Schließlich sind diejenigen, die verrückt genug sind, zu denken, dass sie die Welt verändern könnten, diejenigen, die es am Ende dann auch tun. Ich wünsche Ihnen in jedem Falle nun eine anregende Lektüre!

Wie erzieht man hochsensible Kinder? – 18 nützliche Tipps

Zu Beginn dieser Lektüre habe ich hier für Sie nützliche Tipps zusammengestellt, die Ihnen bei der Erziehung hochsensibler Kinder generell helfen sollen.

Bitte bedenken Sie, dass zwar alle hochsensiblen Kinder aufgrund ihrer Hochsensibilität mit hoher Wahrscheinlichkeit charakterliche Gemeinsamkeiten haben.

Das bedeutet jedoch nicht, dass alle hochsensiblen Kinder gleich sind.

Wie jedes Kind gibt es auch hier individuelle Unterschiede.

Deshalb ist es auch nur schwer möglich, pauschale Tipps bei der Erziehung zu geben, die für jedes Kind greifen.

Sie sollten sich nicht blind auf die folgenden Tipps verlassen, sondern natürlich für sich prüfen, ob die Tipps für Sie und das Kind Sinn ergeben und inwiefern sich der Tipp überhaupt realisieren lässt.

Sollten Sie merken, dass sich durch die Realisierung doch nur mehr Probleme ergeben, dann versuchen Sie es am besten mit einem anderen Tipp.

Es wurde versucht, sich an gängigen Richtlinien und Ratschlägen zu orientieren, die für die meisten hochsensiblen Kinder greifen.

Tipp 1:

Wie bereits angedeutet, sind hochsensible Kinder im Vergleich zu ihren weniger sensiblen Altersgenossen schneller überreizt und mit Sinneseindrücken überfordert.

Man könnte sagen, in ihnen arbeitet es nach solchen Augenblicken und Erlebnissen einfach mehr.

Sie haben eine tiefere Art und Weise, solche Eindrücke zu verarbeiten.

Das wird dafür sorgen, dass sie sich womöglich länger und intensiver daran erinnern können und anders reagieren würden, als es andere Kinder tun.

In jedem Fall sollten Sie aber dafür sorgen, dass sich das hochsensible Kind nicht selbst überfordert bzw. dass Sie es nicht mit zu vielen Aktivitäten und Planungen überfordern.

Nach einem anstrengenden Kita- oder Schulalltag wird das Kind mit hoher Wahrscheinlichkeit überfordert sein, schließlich wurden zahlreiche Ressourcen vom Kind abverlangt.

Sie benötigen daher Ruheoasen und Pausen.

Womöglich kann es sein, dass sie auch mehr Ruhe benötigen als viele andere Kinder in diesem Alter.

Sollte sich diese Chance ergeben und wenn es möglich ist, dies realistisch umzusetzen, sollten Sie Ihrem Kind diese Ruhepausen auf jeden Fall ermöglichen und gönnen.

Das Kind wird dafür dankbar sein, wenn man ab und zu auf das Bremspedal drückt.

Zudem leben wir in einer derart schnelllebigen Zeit, in der Kinder schon in der Schule früh unter Druck gesetzt werden.

Es würde also keinem Kind schaden, von Zeit zu Zeit etwas zu entschleunigen.
So verhält es sich natürlich auch, wenn Ihr Kind den Wunsch äußert, in Ruhe gelassen zu werden.

Nehmen Sie diese Aussagen nicht persönlich.

Verstehen Sie, dass Ihr Kind Freiräume braucht und aus diesen Pausen Kraft und Energie schöpft.

Dieser Wunsch ist also natürlich und muss nichts mit Ihnen zu tun haben.

Tipp 2:

Als Elternteil eines hochsensiblen Kindes ist es wichtig, eine gesunde Balance für das Kind zu finden und das richtige Maß einzuhalten.

Heißt:
Überforderung ist schädlich und sollte verhindert werden.

Unterforderung tut dem Kind aber auch nicht gut, denn schließlich soll das Kind ja langsam an die Gesellschaft herangeführt werden und nicht, als Einzelgänger isoliert werden.

Wenn Sie also ständig dafür sorgen, dass Ihr Kind zu Hause bleibt und sich sämtlichen Aktivitäten entsagt, dann wird sich dies auch nicht gerade positiv auf das Wohl des Kindes auswirken – vor allem langfristig.

Sie können und sollen Ihr Kind nicht von allen Reizen abschirmen, welche die Außenwelt bietet.

Oft empfiehlt es sich, Kinder auf bestimmte Aktivitäten und Termine vorzubereiten und einzustimmen, indem Sie dem Kind genau erklären, was auf sie zukommen könnte.

Das hilft dem Kind, sich innerlich auf eine Situation einzulassen und sich bereits etwas vorzubereiten.
So wirft man das Kind nicht völlig in kaltes Wasser.

Mit der Zeit werden Sie ein Gespür dafür bekommen, wann Sie Ihr Kind zu einer Aktivität motivieren sollten, und wann es angebracht ist, Ruhepausen einzulegen.

Wichtig ist es nur, dieses Bedürfnis für Ruhe und Erholung zu verstehen und nicht völlig gegen den Willen des Kindes zu handeln, weil man meint, das Kind sei nur bockig oder faul.

Vorbereitung ist auch deshalb angebracht, weil hochsensible Kinder oft Probleme mit neuen Reizen haben, mit denen sie noch nicht konfrontiert wurden.

Sie steigern sich dann in ihre Anspannung hinein und sind in den entsprechenden Situationen schließlich überfordert. Bei solchen „ersten Malen“, zum Beispiel im Schwimmbad etc. kann Kommunikation daher der Schlüssel sein.

Tipp 3:

Sollten Sie die Wahl haben, dann sollten Sie sich mit Ihrem hochsensiblen Kind für ein Leben auf dem Dorf entscheiden bzw. jedenfalls den Lärm einer Großstadt-Metropole meiden.

Natürlich liegt diese Entscheidung nicht immer in Ihrer Hand.

Sie haben nicht immer die finanziellen Mittel bzw. die nötige Unabhängigkeit, um darüber frei zu entscheiden.

Sie müssen sich womöglich anpassen und an verschiedene Punkte denken.

Wie kommen Sie zum Beispiel am besten zu Ihrer Arbeitsstelle bzw. wie kommt das Kind am besten zur Schule?

Doch haben Sie das Privileg, sich zum Beispiel für ein Haus in einem Dorf zu entscheiden, es könnte auch eine kleinere Stadt sein, dann dürfte dies Ihrem Kind entgegenkommen.

Es kann sich auf dem Land mit großer Wahrscheinlichkeit besser entfalten und weiß die Ruhe, welche das Land normalerweise bietet, zu schätzen.

Das liegt einfach daran, dass man auf dem Land weniger intensiven Reizen ausgesetzt wird.

Denken Sie beispielsweise nur an den Lärm, der durch die Autos in der Stadt produziert wird.
Denken Sie an die vielen Menschen und volle Supermärkte in der Stadt.
Denken Sie an große Grundschulen und überfüllte Klassenzimmer.

Das alles könnte Ihr Kind überfordern.

Eine Stadt muss Ihr Kind nicht zwangsläufig vor Hindernisse stellen, denn eines Tages wird das Kind womöglich ohnehin mit der Stadt konfrontiert werden.

Doch was spricht für eine etwas idyllischere Phase auf dem Dorf?

Lassen Sie das Kind doch einfach mitentscheiden, wenn Sie gerade vor der Wahl stehen.

Wenn Sie sich doch für ein Leben in der Stadt entscheiden, können Sie das Kind auch entsprechend darauf vorbereiten. Sie könnten zum Beispiel Wege zusammen ablaufen und dem Kind so die direkte und ungehemmte Konfrontation mit den intensiven Reizen nehmen.

Sagen Sie Ihrem Kind, wie weit es zu diesem Supermarkt oder zur Schule ist, geben Sie dem Kind Notizen mit oder begleiten Sie es, sodass es die Chance hat, seine Reize etwas besser einordnen zu können, weil Sie dabei mithelfen!

Sie müssen es einfach nur schaffen, die große, unübersichtlich und chaotisch wirkende Stadt greifbarer zu machen!

Tipp 4:

Ihr Kind wird im hektischen Alltag von heute früher oder später ohnehin überreizt sein.

Im Zeitalter der Digitalisierung lässt sich dies praktisch nicht vermeiden. In der Schule wird das Kind stark gefordert und natürlich auch im Spiel mit Freunden wird Ihr Kind stets Körner lassen.

Umso wichtiger ist es, für den nötigen Ausgleich zu sorgen.

Kümmern Sie sich darum, dass Ihr Kind den Zugang zur Natur hat und ihn vor allem schätzt.

Ein hochsensibles Kind sollte nicht zum „Stubenhocker“ werden, weil es in dieser Umgebung nur schwer abschalten kann.

In der Natur ist es hingegen möglich, Kraft zu tanken, abzuschalten, sich auch auszutoben und doch eine Ruheoase vorzufinden, um den Akku wieder aufzuladen.

Hochsensible Kinder reagieren meistens besonders sensibel auf die „Heilkraft“ der Natur, die Ruhe und Idylle, welche in der Natur vorherrschen.

Ihr Kind muss kein Naturfreund oder Freak werden.

Sie können schließlich nicht zwanghaft dafür sorgen, dass das Kind Tiere oder Pflanzen mag.

Doch Sie werden als Elternteil Einfluss darauf nehmen können, wie Ihr Kind die Natur kennenlernt.

Versuchen Sie, die positiven Aspekte aufzuzeigen, wenn es um die Natur geht.

Kinder sind meistens Magneten, die sämtliche Reize aufsaugen.
Insofern haben Sie gute Chancen, dass Ihr Kind im Wald bzw. in der Natur Spaß haben wird und Interessantes entdecken kann.
Wenn dem so ist, wirkt dies wie ein Verstärker:
Ihr Kind verbindet positive Erinnerungen mit Spaziergängen im Wald.
Umso mehr wird sich das Kind freuen, wieder an diesen Ort zurückzukehren.

Tun Sie also, was Sie können, um Ihr Kind in puncto Natur zu ermutigen und zu fördern.

Tipp 5:

Es ist wichtig, das Kind zu fördern und auch zu fordern.

Schließlich können und sollen Sie Ihr Kind nicht völlig aus den Pflichten des Alltags entbinden.

Wichtig ist dann nur das richtige Maß.

Überforderung sollte vermieden werden.
Viele Eltern machen den Fehler, ihre Kinder in zu viele Aktivitäten einzubinden.

Sie verlangen, dass die Kinder mehrmals pro Woche zum Sport gehen und sich dann vielleicht noch der musikalischen Früherziehung widmen.

Das kann Kinder überfordern, muss es aber natürlich nicht.

Wichtig ist es, sich den Vorlieben der Kinder zu widmen.

Sie werden es zu zeigen wissen, ob sie sich überfordert fühlen oder nicht, im Zweifelsfall wird man es an den entsprechenden Symptomen schon merken.

Tipp 6:

Sie sollten sich nicht zu sehr in die Freundschaften Ihres Kindes einmischen, denn letztlich muss Ihr Kind ja selbst lernen, wie es Freunde findet und vor allem welche Freunde es finden möchte.

Das heißt allerdings nicht, dass Sie dem Kind keine Perspektiven ermöglichen oder Weichen stellen könnten.

Beispielsweise wäre es ja möglich, dass Sie sich mit Elternteilen anderer Kinder besonders gut verstehen.

Eventuell kennen sich die Eltern ebenfalls mit Hochsensibilität aus, weil sie auch hochsensible Kinder haben?

Wenn Sie sich mit diesen Eltern austauschen, nach Rat fragen und Freundschaften pflegen möchten, dann tun Sie dies.

So lernt das Kind automatisch neue Kinder und vielleicht auch neue Freunde kennen.
Wenn Sie Eltern sympathisch finden, ist es meistens gar nicht so unwahrscheinlich, dass Ihr Kind mit den Kindern dieser Eltern auch gut auskommt.

Tipp 7:

In diesem Werk werden wir noch ausführlicher auf die Situation von hochsensiblen Kindern in der Schule eingehen.

Ein Tipp sei Ihnen aber schon jetzt ans Herz gelegt:
Für hochsensible Kinder empfiehlt sich in der Schule ein Platz an der Außenseite.

Alternativ kann es auch ratsam sein, sich für einen Platz im hinteren Bereich des Zimmers zu entscheiden.

Da hochsensible Kinder neugierig und offen sind, wenn es um neue Reize geht, werden sie sich sonst ständig umdrehen, da sie ihre Reize verarbeiten wollen bzw. müssen.

Von der Außenseite haben sie eine bessere Kontrolle über das Geschehen bzw. werden sie hier vom Lärm und den „Geschehnissen“ im Klassenzimmer nicht so sehr erschlagen.

Tipp 8:

Im Web lassen sich unter anderem auch Tipps aus dem englischsprachigen Raum finden, die sich von der deutschen Literatur natürlich etwas unterscheiden, schließlich hat jedes Land und jede Kultur andere Mittel und Wege, um mit Phänomenen wie Hochsensibilität umzugehen.

Beispielsweise heißt es hier, dass es natürlich grundlegend sei, die Hochsensibilität des Kindes, sofern sie denn einigermaßen zuverlässig festgestellt wurde, zu akzeptieren.

Dieser Grundsatz lässt sich nicht nur in der englischsprachigen Literatur festhalten.

Es handelt sich um eine Maxime, die international gelten sollte.

Anstatt das Temperament des Kindes verändern zu wollen, ist es Aufgabe der Eltern, die Stärken und Talente des Kindes zu fordern, zu fördern, ggf. hervorzuheben.

Für manche gilt Hochsensibilität als Schwäche, doch wer die Stärken hochsensibler Kinder und in der Folge die Stärken hochsensibler Erwachsener erkennt und fördert, der schafft und fördert Individuen, die für eine Gesellschaft von großem Wert sein können.

Hochsensible Individuen zeichnen sich nämlich nicht zuletzt durch äußerst empathische zwischenmenschliche Beziehungen aus und diese zahlen sich nicht nur im privaten Kontext, sondern letztlich auch beruflich aus.

Tipp 9:

Sollten Sie an eine Sportart denken, welche Ihrem Kind gefallen und weiterhelfen könnte, dann denken Sie doch über Karate nach!

Der Grund?

Bei westeuropäischen Sportarten stehen oftmals das Gewinnen und der Wettkampf im Vordergrund, wogegen pauschal natürlich nichts einzuwenden ist.

Allerdings könnten es osteuropäische Sportarten wie Karate für ein hochsensibles Kind in sich haben, denn hier rückt der Wettkampf eher in den Hintergrund.

Das Zentrieren der Energie ist in diesen Fällen wichtig und genau das ist es, was ein hochsensibles Kind beherrschen sollte bzw. was ihm guttut.

Tipp 10:

Hochsensible Kinder sind meist nicht allzu spontan, weil sie sich lieber auf das vorbereiten, was ansteht.

Wenn Sie Ihr hochsensibles Kind mit Überraschungen konfrontieren und spontane Überlegungen planen, schaffen Sie vermutlich eher Unsicherheit und Panik.

Doch natürlich kennen Sie Ihr Kind am besten und nach mehreren Jahren werden Sie auch wissen, wie Ihr Kind auf die Situation X oder Y reagiert.

Sollten Sie nur feststellen, dass Ihr Kind stets nervös auf Überraschungen und Spontaneität reagiert, dann könnten Sie nun wissen, warum dies der Fall ist:
Ihr Kind könnte hochsensibel sein und möchte sich auf sich zukommende Reize entsprechend vorbereiten.

Tipp 11:

Hochsensible Kinder werden normalerweise zum Eskapismus neigen, also versuchen, die „reale Welt“ zu vergessen.

Gegen fantasievolle und kreative Kinder gibt es natürlich nichts einzuwenden, allerdings sollten Sie darauf achten, dass die Kinder nicht völlig den Boden unter den Füßen verlieren, indem sie abheben und zu sehr in einer „anderen Welt“ leben.

Wenn Sie also merken, dass Ihr Kind mit den Gedanken zu sehr woanders ist, auch wenn gerade etwas eigentlich Wichtiges (zum Beispiel Hausaufgaben) ansteht, dann zögern Sie nicht und holen Sie Ihr Kind ein Stück weit aus der Traumwelt zurück.

Tipp 12:

Hochsensible Kinder nehmen Worte manchmal härter wahr, als sie eigentlich gemeint waren.

Sie lassen Worte eine große Macht über sich haben, weshalb es auch so wichtig ist, entsprechend zu formulieren.

Anstatt zu sagen:

„Du kannst das Dessert nicht essen, bevor Du nicht das Essen aufgegessen hast!"

könnte man beispielsweise sagen:

„Wenn Du Dein Essen isst, hast Du Dir Dein Dessert verdient!"

Solche kleinen Tricks der Formulierungen, die eher das Positive und nicht das Negative hervorheben, können eine große Wirkung haben und sich positiv auf das Gemüt auswirken.

Ein Belohnungssystem kann ebenfalls dabei helfen, das Verhalten des Kindes zu beeinflussen.

Durch Reframing, also durch das Umgestalten und Umformulieren können sich Eltern viel Stress ersparen.

In diesem Fall ändert sich nicht die Situation, aber die Reaktion.

Sollte das Kind nicht in der Lage sein, eine entsprechende Leistung zu vollbringen, könnte ein simples

„Du kannst es morgen wieder probieren!"

als positive Motivation schon ausreichen.

Tipp 13:

Regeln für Kinder aufzustellen und sich danach zu ertappen, wie man ständig Ausnahmen der Regeln findet – das ist nicht sonderlich effektiv.

Konsequenz ist im Zuge einer gelungenen Erziehung immer entscheidend, ob es sich nun um hochsensible Kinder oder eben nicht handelt.

Hochsensible Kinder benötigen diese Konsequenz nur besonders.

Disziplin hilft jedem Kind, zu einem verantwortungsvollen Erwachsenen heranzureifen.

Können Sie diese Disziplin nicht vorleben, dann wird es dem Kind schwerfallen, sich später mit der realen Welt konfrontiert zu sehen.

Tipp 14:

Hochsensible Kinder benötigen Förderung und Aufmunterung.
Es geht dabei darum, den Aufwand und die Leistung zu würdigen, welche vom Kind erbracht werden.

Dies ist wichtiger als das eigentliche Ergebnis dessen.

Ein Beispiel könnte sein:

„... ich finde es gut, wie Du bei Mathematik drangeblieben bist, auch wenn es schwierig wurde".

Harte Arbeit sollte belohnt werden, auch wenn das reine Ergebnis vielleicht nicht optimal ausfiel.

Laut englischsprachiger Quelle neigen hochsensible Kinder dazu, häufiger zu lügen.

Daher sei es auch wichtig, sie zu loben, wenn sie ehrlich seien, vor allem, wenn diese Ehrlichkeit ihnen eher Nachteile eingebracht hat.
Wenn hochsensible Kinder die Gefühle anderer wahrnehmen und wertschätzen, was häufiger vorkommen kann, dann ist auch dies ein Lob wert.

Tipp 15:

Auch im englischsprachigen Raum wird empfohlen, den hochsensiblen Kindern einen Ort zu bieten, an dem sie herunterkommen und sich entspannen können.

So ein Refugium könnte auch entsprechende Aktivitäten beinhalten, die dem Kind dabei helfen, die Akkus langsam wieder aufzuladen.

Bücher könnten zum Beispiel an- bzw. ausgemalt werden.

Kopfhörer mit entspannender Musik können den Kindern einen großen Gefallen tun.

Bücher zum Lesen oder Vorlesen sind nie schlecht.

So ist es für das Kind möglich, nach einem anstrengenden und lauten Alltag abzuschalten und wieder etwas zu sich zu kommen.

Tipp 16:

Sensible Kinder müssen lernen, ihre Gefühle zu verbalisieren, damit sie auch damit umzugehen lernen, mit ihren Gefühlen klarzukommen.

Kinder sollten ihre Emotionen daher identifizieren und nach dem Vorbild ihrer Eltern auch lernen, wie sie damit umgehen können.

Kinder zeigen ihre Gefühlslage eher durch Verhalten, doch Eltern sollten sie dazu bringen, dass sie sich mit Worten artikulieren können.

Wenn sie den Gefühlen eine Bezeichnung geben, wenn sie schon besser damit umgehen können und als Elternteil selbst gelingt dies natürlich auch besser und leichter.

Tipp 17:

Sensible Kinder brauchen negative Konsequenzen für schlechte Taten ebenso, wie sie andere Kinder auch brauchen.

Nur weil ein Kind schneller weint oder sich schlecht fühlt, sollte es ja keinen Konsequenzen entkommen, wenn diese gerechtfertigt sind.

Dabei kann es natürlich eine Herausforderung darstellen, einem hochsensiblen Kind Disziplin beizubringen.

Man sollte aber daran denken, dass man mit den logischen Konsequenzen dafür sorgt, dass sich das Kind künftig besser im Leben zurechtfinden kann.
Fokussieren Sie sich dabei auf die Disziplinierung, nicht auf Bestrafung.

Tipp 18:

Wenn hochsensible Kinder über Strategien verfügen, wie sie Probleme lösen können, wird dies einen großen Unterschied in deren Leben ausmachen.

Lehren Eltern diese Strategien, werden die Kinder ungemein an Selbstbewusstsein gewinnen, um somit mit schwierigen Situationen künftig umgehen zu können.

Besonderheiten

Der Begriff der Hochsensibilität lässt sich generell schwer definieren, weil viele verschiedene Phänomene und Merkmale mit eingeschlossen sind.

Da eine wissenschaftlich adäquate Herangehensweise an dieses Phänomen derzeit noch fehlt, ist es dementsprechend schwer, die Hochsensibilität, die auch Hochsensitivität bzw. Hypersensibilität oder Überempfindlichkeit genannt wird, einzugrenzen, da die „Symptome" bei jedem Einzelnen abweichen können.

Entsprechend ist es auch schwierig, eine wissenschaftliche Definition für Kinder zu formulieren.

Generell handelt es sich um ein Phänomen, im Zuge dessen Betroffene stärker als der Durchschnitt der Gesamtpopulation auf Reize reagieren, diese damit auch intensiver wahrnehmen und gleichzeitig verarbeiten.

Die High-Sensitivity-Forschung versucht diesbezüglich wissenschaftliche Antworten zu finden, doch die Forschung steht hier noch ganz am Anfang.
Diese Tatsache stellt eine Besonderheit dar und erklärt bereits, warum wir es hier mit einem besonderen Phänomen zu tun haben.

Hochsensible Kinder können offen, kommunikationsfreudig und stark sein, manchmal aber auch hektisch, aufbrausend und explosiv wirken, um ihre Eindrücke verarbeiten zu können.

Sonst gelten hochsensible Kinder in der Regel als kreativ, fantasievoll, intuitiv, feinfühlig, manchmal sogar als „hellfühlig", indem sie die Gefühle und Launen anderer erraten oder spüren können.

Sie verfügen über ein reiches Innenleben und haben zudem eine große Vorstellungskraft.

Hochsensible Kinder sind oft sehr gewissenhaft, weshalb sie enttäuscht und unglücklich sein können, wenn etwas nicht perfekt ist, so wie es ihrer Vorstellung entspräche.

Hochsensible Kinder sind meistens pfiffiger als andere und verfügen mitunter auch über Sonder- oder Hochbegabungen.

Dies kann sich beispielsweise auf Kunst und/oder Musik beziehen, weil sie dies intensiv erleben.

Ebenso intensiv sind ihre Emotionen, die sie allerdings nicht immer nach außen kehren.

Hochsensible Kinder sind in der Regel jedoch mitfühlend, empathisch und auch einfühlsam, da sie spüren, wie es ihren Mitmenschen geht und somit eine recht unterschwellige Wahrnehmung besitzen.

Hochsensible Kinder sind ausgesprochen altruistisch, haben ein hohes Verständnis und Gespür von Gerechtigkeit und streben zudem nach Harmonie.

Hochsensible Kinder mögen Tiere, welche für sie zu wichtigen Gefährten bzw. Freunden werden.

Sie sind introvertiert, schüchtern und nicht unbedingt Gruppenmenschen.

Da sie sich nicht oder nur schlecht wehren können, können sie leicht zu Mobbing-Opfern werden.

Sie tun sich manchmal mit der Frustrationstoleranz schwer.

Gleichzeitig mögen sie klare Strukturen und Rituale, damit sie sich orientieren können, wohingegen sie Spontanität verabscheuen, da sie sich vorbereiten wollen.

Um überraschende Einflüsse oder Reize zu vermeiden, bestimmen sie auch immer am liebsten selbst, was sie machen.

Aus diesem Grund werden hochsensible Kinder auch schnell zu Führungspersönlichkeiten bzw. „Alphamännchen", die in ihrer Meinung auch oft strikt und stur sein können.

Auch leiden sie manchmal unter erhöhter Ängstlichkeit.

Generell sind sie bei zu vielen Veränderungen überstimuliert und daraufhin überreizt, überfordert, gestresst.

Die Folge:
Das Kind zieht sich zurück, quengelt, wird womöglich jähzornig.

Hochsensible Kinder haben eine dünne Haut, weshalb sie Schmerz, Durst oder Hunger intensiver spüren als es andere Kinder tun.

Hochsensible Kinder können Schwierigkeiten haben, Freunde zu finden und bevorzugen direkte Beziehungen.

Oft ziehen sie sich aber am liebsten zurück und spielen für sich allein.

Neben der bereits besagten Empfindlichkeit gegenüber Reizen können auch Überempfindlichkeiten in puncto Geruch, Geräusch, Licht, Geschmack ausgemacht werden.

Auch ihre taktile Sensibilität ist schnell überreizt, weshalb sie beispielsweise nicht berührt werden wollen und bestimmte Kleidung nicht anziehen wollen.

Sie tragen bei Hitze beispielsweise doch lieber langärmelige Kleider oder bevorzugen das Tragen von dicken Schuhen.

Hochsensible Kinder könnten sich bei Ärzten oder Zahnärzten schwertun, wenn man ihnen zum Beispiel ein Pflaster geben möchte oder Spritzen beim Zahnarzt unumgänglich sind.

Generell zeigen sich hochsensible Kinder überfordert, selbst wenn sie mit ihren gegebenen Fähigkeiten eine Leistung erbringen könnten.

Diese Merkmale erklären bereits teilweise, was die Besonderheit der Hochsensibilität ausmacht.

Durch eine noch genauere und spezifischere Definition des Begriffs soll dies nun im Folgenden umso klarer werden.

In diesem Zusammenhang folgt eine Definition nach Sinnen, denn letztlich sind es ja die Sinne, die bei hochsensiblen Kindern besonders ausgeprägt sind.

Der Gleichgewichtssinn:

Hochsensible Babys mögen Positionswechsel nicht, was bedeutet, dass sie schreien oder sich steif machen, sobald sie zum Wickeln gelegt werden.

Diese Babys vermeiden es außerdem, sich in Bauchlage zu legen.

Sie krabbeln und robben kaum oder kommen gleich in die aufrechte Position, um zu stehen.

Bei Bewegungsspielen könnten hochsensible Kleinkinder sensibel reagieren, beispielsweisc auf dem Spielplatz.

Sie vermeiden schnelle Bewegungen und mögen sie auch nicht.

Verliert das Kleinkind den Boden unter den Füßen, kommt es schnell zu Gefühlen der Angst.
Dies könnte beispielsweise dann der Fall sein, wenn das Kind hochgehoben wird.

Beim Autofahren und Schaukeln kommt es außerdem zu negativen Reaktionen wie Übelkeit oder Erbrechen.

Daher vermeidet es das Kind zum Beispiel auch, zu schaukeln.

Der Spürsinn:

Hochsensible Kinder reagieren bei bestimmten Materialien sehr sensibel und können von flauschiger Kleidung irritiert werden.

Sie verweigern deshalb auch manchmal das Tragen von neuen Kleidern, von Rollkragenpullovern oder von einem Schal.

Auch Ski-Overalls könnten problematisch sein.
Allein Etiketten von T-Shirts könnten sich für die Kinder zum Problem entwickeln, sodass sie entsprechend boykottiert wird.

Hochsensible Kinder haben häufig etwas gegen Temperaturschwankungen.

Ist es also beispielsweise Winter und der Schnee fällt ins Gesicht, könnten hochsensible Kinder dies als äußerst unangenehm empfinden.

Der ausgeprägte Spürsinn äußert sich auch insofern, als sich die Kinder bei leichten Berührungen sofort abwenden und es bevorzugen, andere zu berühren, statt selbst berührt zu werden.

Sie verabscheuen es außerdem, wenn ihre Hände oder das Gesicht schmutzig werden.

Sie spielen auch lieber mit Sand und Schaufel, statt selbst zu graben oder im Matsch zu wühlen, weshalb auch Fingerfarben nicht wirklich etwas für sie sind.

Barfußgehen ist ebenfalls nichts für sie.

Auch das Duschen kann ein Problem darstellen.

Beim Frisieren, Haareschneiden, Zähneputzen können ebenfalls Probleme auftauchen.

Essen mit den Händen ist für viele hochsensible Kinder ebenfalls No-Go.

Geschmacks- und Geruchssinn:

Hochsensible Kinder mögen intensive Gerüche oder Geschmäcker nicht, was sich natürlich problematisch für das Essen erweist.
Zum Beispiel auch insofern, als hochsensible Kinder schwer mit zu heißem bzw. zu kaltem Essen umgehen können.

Auch vom „Geschmack“ von z. B. Kohlensäure können sie schnell irritiert und überreizt werden.

Hochsensible Kinder vermeiden Speisen mit flüssigen Konsistenzen, zum Beispiel Brei.

Bei ungewohnten Speisen könnten sie mit einem Würgereflex reagieren.

Auch bei Parfüms oder Duftkerzen reagieren sie vermeintlich über, eben weil deren Sinne überreagieren.

Seh- und Gehörsinn:

Hochsensible Kinder hören und sehen schon sehr früh sehr viel.

Beim Trinken drehen sie beispielsweise ihren Kopf weg, wenn sie Geräusche wahrnehmen.

Leise Geräusche werden also schon sehr gut wahrgenommen.

Das Baby bzw. Kleinkind sieht auch jedes Detail und verliert sich mitunter dementsprechend auch in Details, starrt womöglich länger auf vermeintlich unwichtige Objekte.

Beim Fernsehen sind hochsensible Kinder deshalb auch schnell und häufig überfordert.

Hochsensible Kinder zum Einkaufen mitnehmen, auch das ist womöglich nicht die beste Idee.

Hochsensible Kinder vermeiden es, sich dem Lärm und dem Licht des Supermarkts auszusetzen.

Im Klassenzimmer können sie schnell von den bunt dekorierten Plakaten und Wänden abgelenkt werden.

In der Klasse speziell äußert sich die Hochsensibilität natürlich auch, da die Kinder alles, damit auch jedes Flüstern, wahrnehmen.

Nachdem der Begriff nun also mehr oder weniger definiert und dann nochmals auf Kinder spezialisiert wurde, erfolgt im nächsten Kapitel noch eine etwas genauere Erläuterung, und zwar im Zusammenhang mit den Spezifikationen „Hyper-Typ“ und „Hypo-Typ“.

Auch dadurch sollte erneut deutlich werden, worin die Besonderheit der Hochsensibilität bei Kindern besteht.

Demnach zeichnen sich hochsensible Kinder dadurch aus, dass sie viel beobachten und schon früh im Leben mit ihrer Umwelt interagieren.

Sie reagieren auf kleinste Geräusche sehr intensiv und erschrecken beispielsweise auch schnell.

Sie haben meist wenige, aber dafür sehr gute Freunde, klammern auch mehr, als es andere Kinder tun.

Sie gelten als eher unausgeglichene Zeitgenossen, da sie schlecht zur Ruhe kommen, auch schlecht einschlafen und häufiger aufwachen.

Sie reagieren intensiv auf Lärm und grelle Farben.

Sie spüren Stimmungen im Raum sehr intensiv und reagieren dann auch darauf.

Von Veränderungen wollen sie sich fernhalten.
Auch zu viele fremde Menschen in ihrer Umgebung bereitet ihnen Unbehagen.

Hochsensible Kinder sind schmerzempfindlich, machen oft spontan einfach dicht und haben sowohl starke positive als auch negative Gefühle, die ab und an aus ihnen herausbrechen.

Aufgrund der Tatsache, dass nicht alle Eigenschaften bei allen hochsensiblen Kindern vorliegen und auftreten, wurde eine Einteilung in hypo- und hyper-hochsensible Typen vorgenommen.

Eigenschaften des Hypo-Typs (häufiger):

Der Hypo-Typ gilt als zurückhaltend, er zeigt eher wenige Gefühle.

Er ist außerdem versucht, alles richtigzumachen, ist also perfektionistisch und dementsprechend enttäuscht, wenn er seinen eigenen Ansprüchen nicht entspricht und genügt.

Dieser Typ ist außerdem bekannt dafür, viel in sich hineinzufressen, ehe dies gelegentlich entladen wird.

Eigenschaften des Hyper-Typs:

Dieser Typ Hochsensibilität gilt als leicht überdreht und impulsiv.

Er neigt zu stärkeren Gefühlsschwankungen, auch zu Übertreibungen.

Das Verhalten dieses Typs könnte mit den Symptomen von ADHS verwechselt werden.
Im schlimmsten Fall kommt es hier fälschlicherweise sogar zu einer medikamentösen Behandlung.

Diese genauere Unterteilung zeigt, wie breit gefächert die Hochsensibilität bei Kindern sein kann, sodass man nicht von „der" Hochsensibilität an sich sprechen kann.

Dieses Phänomen ist so, wie es die vielen verschiedenen Kinder sind:
Individuell, verschieden und charakterlich sehr divers.

So sind es im Übrigen auch die diversen Probleme, die hochsensible Kinder mitunter erfahren müssen.

Das ist gleichzeitig Gegenstand des folgenden Kapitels.

Konflikt ohne Gewalt

In diesem Kapitel erhalten Sie Tipps, wie sich Konflikte ohne Gewalt klären lassen.

Letztlich wünschen wir uns das doch alle:
Kinder reagieren gereizt und traurig, wenn Konflikte ausarten und für die Eltern ist es auch anstrengend und kompliziert, wenn Konflikte zu viel Energie ziehen.

Gewalt sollte in einer Erziehung ohnehin ein No-Go sein.

Und doch gibt es manchmal im Leben von Eltern Momente, in denen man zumindest auf 180 ist und nur allzu gern einmal das Wort erheben würde.

Es ist nicht immer einfach, ruhig zu sein.
Mit diesem Kapitel und den darin enthaltenen Tipps soll es Ihnen erleichtert werden.

Es kann Themenbereiche und Konfliktfelder geben, die bei hochsensiblen Kindern überdurchschnittlich oft zum Thema werden.

So ist das Thema Essen nicht selten ein Reizthema, weil hochsensible Kinder sehr feine Sinne haben, was sich beim Essen dann zu einem Problem entwickeln kann.

Zum Beispiel kann die Konsistenz der Ernährung Probleme verursachen und zu Konflikten führen.

Kleidung ist ein weiteres Thema, das regelmäßig für Diskussionen sorgen kann.

Hochsensible Kinder stören sich beispielsweise an Nähten oder Etiketten in der Kleidung, die als äußerst unangenehm empfunden werden.

Andere Kinder würden solche Störquellen vielleicht nicht einmal wahrnehmen.

Unter anderem kann es hier hilfreich sein, sich mit anderen Eltern auszutauschen, die eventuell selbst hochsensible Kinder haben.

Durch den Austausch können neue Ideen entstehen und womöglich entstehen produktive Lösungsansätze und Aha-Erlebnisse.

Letztlich ist es immer ratsam, von den Erfahrungen anderer zu profitieren.

Durch Diskussionen wird es sehr schwierig sein, solche Konflikte zu klären, die sich um Kleidung oder Essen drehen. Vielmehr bietet es sich an, eine praktische Lösung zu finden.

Eltern schaffen dies, indem sie eine reizarme Umgebung für Kinder schaffen.

Kinder beschweren sich schließlich nicht aus einer Laune heraus.

Sie spüren mehr und nehmen mehr wahr als andere Kinder, weshalb es sich auch nicht anbietet, den Kindern ihre Einstellung ausreden zu wollen.

Vielmehr bieten sich pragmatische Lösungswege an.

Vermindern Sie beispielsweise akustische Reize.

Lassen Sie also nicht ständig in der Umgebung der Kinder laute Musik laufen.
Schauen Sie, dass Sie das Kind nicht unmittelbaren Staubsauger-Lärm aussetzen und verrichten Sie diese

Hausarbeit vielleicht dann, wenn das Kind nicht zu Hause ist.

Planen Sie für den Alltag des Kindes Erholung ein und beziehen Sie das Kind nicht täglich in Aktivitäten ein.

Das Kind sollte lieber zu Hause bleiben, wenn es überreizt ist und sich mit seinen Ressourcen am Ende fühlt.

Gerade am Wochenende sollte man es mit der Planung nicht übertreiben.

Sorgen Sie für die nötige Abwechslung und für Ruhepausen, indem Sie Entspannung in der Natur in den Vordergrund stellen.

Sport, kreative Aktivitäten im Freien, Beschäftigungen im Wald – es ist gar nicht kompliziert, das Kind zu unterhalten bzw. dafür zu sorgen, dass das Kind entspannen kann.

Visuell können Sie Ihr Kind ebenfalls entlasten.

Dies tun Sie, indem Sie Schränke schließen und mit Kommoden sparen.

Mit solchen einfachen Tricks können Sie dazu beitragen, dass sich das Kind umgehend wohler fühlt.

Es ist für hochsensible Kinder schwieriger, Teil eines chaotischen Haushalts zu sein.

Planen Sie auf jeden Fall immer Zeit ein, damit das Kind sich beruhigen und runterfahren kann.

Auch beim Essen können hochsensible Kinder mitunter Probleme haben.

Sie sind sehr selektiv, wenn es um ihre bevorzugten Speisen geht.

Das liegt aber nicht am Geschmack und auch nicht darin, dass das Kind verwöhnt ist, sondern an einer besonders starken Ausprägung des beteiligten Sinnesorgans.

So sind es meistens die Konsistenzen, welche dafür sorgen, dass eine Speise von hochsensiblen Kindern gemocht oder eben abgelehnt wird.

Bei Früchten greifen hochsensible Kinder womöglich auf Bananen zurück, ein anderes Kind liebt Früchte, möchte aber auf Gemüse verzichten.

Wie sollte man nun mit diesem Verhalten umgehen, ist die Frage?
Eine perfekte Lösung zu dieser Frage gibt es natürlich nicht.

Es ist letztlich Geschmackssache, wie man damit umgehen will.

Man kann hier auf eine recht autoritäre Weise herangehen, dass das gegessen werden soll, was auf dem Tisch stehe.

Doch wird man das Problem dadurch lösen, oder nicht noch mehr Konflikte schaffen?

Ist man gewillt, Konflikte eher zu vermeiden, könnte man sich anders verhalten, um Gefühlsausbrüchen entgegenzuwirken.

Kleine Snacks als Alternative können den Hunger stillen bzw. die Stimmung beim Essen heben.

Wenn Kinder beispielsweise Gemüse nicht mögen, kann man auch mit Gemüse-Sticks beim Essen nachhelfen.

Letzten Endes gilt es hier, einen Mittelweg zu finden.

Das Kind sollte schließlich nicht die „Speisekarte“ der gesamten Woche diktieren, aber auf der anderen Seite bringt es auch wenig, das Kind zum Essen zu zwingen.

Alternativen zu finden kann Gold wert sein, denn später werden aus den Kindern Erwachsene und die Wahrscheinlichkeit, dass sie dann viel mehr essen, ist nicht gering.
Die Zeit der Kindheit sollte man daher als Elternteil nicht allzu lang damit verbringen, aus dem Kind eine Projektion der eigenen Vorstellung zu machen.
Es hat schließlich Gründe, warum das Kind so ist, wie es ist.
Wer Konflikte ohne Gewalt austragen will bzw. dafür sorgen möchte, dass es gar keine Konflikte gibt, kann seinen Tag bzw. den Tag des Kindes entsprechend strukturieren.

Dies kann wie folgt gelingen:

- Die Kinder mögen auch einen Überblick hinsichtlich dessen, was ansteht.
  Agenda, Tages- und Wochenpläne für ältere Kinder sollten dabei gut sichtbar aufgehängt werden.
- Das Einschlafritual sollte immer gleich gehandhabt werden.
  Das gibt Orientierung und reduziert neue Reize.
- Den Tag in Ruhe zu starten, ist wichtig.
- Speziell Ereignisse sollten im Vorfeld angekündigt werden, damit sich die Kinder darauf einstellen können.
- Zeiten zum Entspannen sollten unbedingt vorhanden sein.
- Regeln und Rituale sind hilfreich, z. B. bei Tisch immer am gleichen Platz zu sitzen.
- Vor der Schule sollte Zeit zum Spielen und Lesen eingeplant werden.

Wer ein möglichst konfliktfreies Leben mit seinen (hochsensiblen) Kindern leben möchte, der kommt an Zuwendung und Wertschätzung natürlich nicht vorbei.

Auch diesbezüglich gibt es Strukturen und Rituale, die weiterhelfen können.

Zuwendung und Wertschätzung

- Körperliche Kontakte wie Massagen oder Rückenkraulen sind Zeichen der Zuwendung.
  Einige Kinder werden in einer Situation der Überreizung durch Körperkontakt und Streicheln beruhigt, anderen Kindern ist das zu viel und sie bevorzugen es, sich allein zu beruhigen.
- Zuwendung sollte man zeigen, auch wenn es nur einen kurzen Moment lang ist.
  Das kann durch einfühlsames Zuhören, Augenkontakt oder mit seiner Aufmerksamkeit ganz beim Kind geschehen.

Erziehung und Kommunikation

- Es ist besser, zu sagen, wie man etwas möchte, oder einen Wunsch zu äußern, als Vorwürfe zu machen.
- Kinder sollten stets in ihrer Selbstständigkeit und in ihren Lösungsstrategien unterstützt werden.
- Die eigene Befindlichkeit sollte angesprochen und sichtbar gemacht werden. Die Kinder spüren diese sowieso.

Kommunikation mit bzw. von der Lehrperson

- Als Sprachrohr des Kindes verstehend und erklärend vorgehen, damit ein Bewusstsein über Probleme oder Fragestellungen entstehen kann.
- Ideal ist ein kooperatives gemeinsames Suchen nach Lösungen.

- Beobachtungen und Fragestellungen des Kindes schildern.
- Vonseiten der Schule sind methodische und inhaltliche Forderungen weniger erwünscht.

Eigenen Energiehaushalt beachten bzw. wie gehe ich als Mutter oder Vater mit meinen eigenen Energien und Rückzugsmomenten um?

- Darauf achten, dass ich ruhig und entspannt aus dem Haus gehen kann.
- Auf mich selbst achten.

Wie erkenne ich, dass mein Kind hochsensibel ist?

In diesem Kapitel werden Sie Indizien erhalten, die Ihnen verraten können, ob Ihr Kind bzw. ein Kind, das Sie gut kennen, hochsensibel ist oder nicht.

Wie in der Einleitung bereits angeklungen, fehlen bisher noch hinreichende wissenschaftliche Erklärungen für Hochsensibilität.

Aus diesem Grund kann es auch keinen offiziellen „Fragenkatalog" geben, keine wissenschaftlich diagnostischen Kriterien, die mit Sicherheit sagen können, ob ein Kind hochsensibel ist.

Damit sei angemerkt, dass der folgende Fragenkatalog nicht bindend ist und dadurch nur Wahrscheinlichkeiten getroffen werden können.

Zudem können einige der Fragen suggestibel sein, oder aber, Sie werden durch Ihre Erwartungen und Ihre ganz subjektive Sicht auf die Dinge beeinflusst, was man in der Wissenschaft den Erwartungseffekt nennt.

Dennoch liefert der Test bzw. dessen Befragung gute Ergebnisse, wenn es darum geht, eine mögliche Hochsensibilität festzustellen.

Für den Test sollten Sie sich notieren, wie oft Sie die jeweiligen Fragen mit „Ja" beantwortet haben.

<u>Frage 1/31:</u>

Fühlt sich das Kind Ihrer Meinung nach anders als gleichaltrige Kinder? Ja oder Nein?

Frage 2/31:
Besteht bei diesem Kind der Verdacht, dass es unter ADS oder ADHS leiden könnte, zumal klare Strukturen und Ruhepausen es ermöglichen, das Kind wieder zu erden?
Ja oder Nein?

Frage 3/31:
Kehren Konzentrations- und Lernfähigkeit in diesem Fall auch wieder zurück?
Ja oder Nein?

Frage 4/31:
Empfängt das Kind starke Empfindungen über die Sinnesorgane, sprich über die olfaktorische, auditive, gustatorische, visuelle, taktile Wahrnehmung, also das Riechen, Hören, Schmecken, Sehen und/oder Tasten?
Riechen Dinge beispielsweise zu stark, sind sie zu laut oder schmecken sie beispielsweise „nach Strom"?
Ja oder Nein?

Frage 5/31:
Schämt sich das Kind leicht bzw. ist es in dieser beschämten Verfassung schnell bereit, aus der Haut zu fahren?
Ja oder Nein?

Frage 6/31:
Leidet das Kind schon jetzt unter psychosomatischen Beschwerden, wie beispielsweise unter Kopfschmerzen, Übelkeit, Entzündungen, Bauchschmerzen und über häufige virale Infekte?
Ja oder Nein?

Frage 7/31:
Erleben Sie bzw. jemand anderes das Kind schon früh als Philosophen, da es Fragen über Gott, über den Sinn des Lebens oder beispielsweise über Leben und Tod stellt?
Ja oder Nein?

Frage 8/31:
Erlebt das Kind immer wieder Phasen von Unterzuckerung? Beklagt es das Gefühl der Schwäche, gleich umzufallen, klagt es über Konzentrationsmängel oder über Heißhungerattacken?
Ja oder Nein?

Frage 9/31:
Ist das Kind empfindlich, wenn es um das Tragen bestimmter Kleidung geht?
Bezieht sich dies beispielsweise auf Materialien, Falten, Farben, bestimmte Schuhe, die nicht sitzen, Kratzen etc.?
Ja oder Nein?

Frage 10/31:
Ist der „plötzliche Nachtschreck" bei diesem Kind ein Thema?
Ja oder Nein?

Frage 11/31:
Reagiert das Kind nach Phasen der Reizüberflutung (Fernsehen, Geburtstagsfeier, Ausflug etc.) insofern, als es unkonzentriert und fahrig ist?
Ja oder Nein?

Frage 12/31:
Ist das Kind kritikfreudig, aber selbst schlecht in der Lage, Kritik einzustecken, nach dem Motto: viel austeilen, aber wenig einstecken?
Ja oder Nein?

Frage 13/31:
Ist das Kind häufig extrem ehrgeizig, kann sich andererseits einer Sache oder Anweisung aber auch extrem verweigern?
Ja oder Nein?

Frage 14/31:
Hat das Kind im Kindergarten oder in der Schule den Ruf des „Einzelgängers“ bzw. der „Einzelgängerin“?
Ja oder Nein?

Frage 15/31:
Haben Sie bzw. jemand anderes bei diesem Kind ein frühes Verständnis bzw. Empfinden für Gerechtigkeit und/oder Ethik ausgemacht?
Ja oder Nein?

Frage 16/31:
Sucht das Kind auffällig häufig den Kontakt zu Älteren?
Ja oder Nein?

Frage 17/31:
Hat das Kind ein starkes Gespür für die aktuelle Atmosphäre und vorherrschende „Schwingungen“?
Ja oder Nein?

Frage 18/31:
Vergisst sich das Kind regelmäßig beim Spielen und ist dann völlig „in einer anderen Welt“?
Ja oder Nein?

Frage 19/31:
Besitzt das Kind ein ausgeprägtes Harmoniebedürfnis?
Ja oder Nein?

Frage 20/31:
Würden Sie das Kind als wissensdurstig / neugierig bezeichnen und ist es in der Lage, Zusammenhänge auf eine verblüffend schnelle Art und Weise zu begreifen?
Ja oder Nein?

Frage 21/31:
Kommuniziert das Kind mit Tieren, Geschwistern, Elternteilen etc. häufig auf eine nonverbale Art und Weise?
Ja oder Nein?

Frage 22/31:
Ist das Kind Ihrer Meinung nach überdurchschnittlich empathisch, indem es beispielsweise mit Menschen/Tieren mitleidet?
Ja oder Nein?

Frage 23/31:
Würden Sie das Kind als überdurchschnittlich bzw. sehr kreativ bezeichnen?
Ja oder Nein?

Frage 24/31:
Ist Mobbing in der Schule bezüglich des Kindes bereits ein Thema im Familienalltag?
Ja oder Nein?

Frage 25/31:
Verfügt bzw. verfügte das Kind schon überdurchschnittlich früh über einen ausgereiften bzw. ausgeprägten Sprach-Wortschatz?
Ja oder Nein?

Frage 26/31:
Ist das Kind in der Lage, sich früh sprachlich differenziert auszudrücken, beispielsweise indem es verlangt, dass eine Geschichte nicht gruselig, aber spannend sein soll?
Ja oder Nein?

Frage 27/31:
Ist es schwierig bzw. bereitet es Probleme, das Kind nach einer reizvollen Zeitperiode (Kindergeburtstag, Fernsehen, Ausflug etc.) zu beruhigen und es zur Ruhe zu bringen?

Ja oder Nein?

Frage 28/31:
Hat bzw. hatte das Kind einen leichten Schlaf?
Gehört(e) das Kind somit nicht zu den Kindern, welche man einfach „mitnehmen“ kann?
Ja oder Nein?

Frage 29/31:
War bzw. ist das Baby ein Schrei-Baby?
Ja oder Nein?

Frage 30/31:
Reagiert das Kind empfindlich auf jegliche Arten von Veränderungen? Ja oder Nein?

Frage 31/31:
Spielen Musik bzw. Rhythmus für das Kind schon früh eine (wichtige) Rolle?
Ja oder Nein?

Zur Auswertung/Ergebnis/Interpretation:

Sollten Sie mindestens 20-mal oder mehr auf diese Fragen mit „Ja“ geantwortet haben, dann besteht ein deutlicher Hinweis dafür, dass das Kind hochsensibel ist.

In diesem Fall sind Sie natürlich besonders dazu eingeladen, die nachfolgenden Tipps und Ausführungen bewusst wahrzunehmen.

Hochsensible Kinder

Vor- und Nachteile

Welche Vorteile haben hochsensible Kinder?

Hochsensible Kinder haben eine sehr differenzierte Wahrnehmung.
Das heißt im positiven Sinne, dass sie in der Lage sind, mehr Details gleichzeitig zu erfassen als andere.

Trifft Hochsensibilität auf eine hohe Intelligenz, sind sie zum Beispiel später dazu fähig, Projekte in ihrer ganzen Komplexität zu begreifen und detailliert zu planen.

Das bedeutet jedoch nicht, dass Hochsensibilität automatisch Hochbegabung entspricht.

Es gibt verschiedene Unterteilungen in Typen.

Ein hochsensibles Kind mit dem Hypo-Typ beispielsweise ist in der Lage, fleißig und gründlich zu arbeiten, um Aufgaben letztlich auch gewissenhaft lösen zu können.

Dies setzt allerdings voraus, dass das Kind nicht von zu vielen äußeren Reizen, die als störend wahrgenommen werden, abgelenkt wird.

Hochsensible Kinder sind zudem meistens in der Lage, sich sehr gut in die Situation anderer Menschen hineinversetzen zu können.

Sie spüren Gefühle und sind auch in sehr jungem Alter sehr gut darin, zwischen den Zeilen zu lesen.
Dies könnte sie später einmal beispielsweise zu sehr guten Chefs machen, da sie in der Lage sind, ihr Personal geschickt zu führen.

Der Alltag mit hochsensiblen Kindern kann herausfordernd sein

Neben solchen „Sonnenseiten" kann der Alltag mit hochsensiblen Kindern natürlich auch herausfordernd sein, was jedoch nicht heißt, dass dies einen Nachteil darstellen muss.

Letztlich geht es darum, wie man mit solchen Situationen umgeht.

Für alle anderen ist es scheinbar unkompliziert, das Kind noch im Kinderwagen mit zu abendlichen Restaurantbesuchen zu nehmen.

Ihr Kind jedoch kommt in dieser hektischen lauten Umgebung nicht zur Ruhe.

Es schreit und lässt sich noch lange danach kaum beruhigen.

Im Interesse der familiären Nachtruhe werden solche Abenteuer darum in Zukunft eher unterbleiben.

Während das Kind in familiär geschützter Atmosphäre, gelöst und wach, sich häufig schon früh in differenzierter Sprache und mit großem Wortschatz zu äußern versteht, stellt der Übergang in den Kindergarten eine ungeahnte Hürde dar.

Es scheint zu verstummen.

Die Trennung von der Mutter ist allmorgendlich ein Problem, das unter Umständen schon beim Finden der richtigen Kleidung für diesen Tag zu Hause dramatisch beginnt.

Viele Tränen fließen, während im Kindergarten der Platz unter dem Tisch, von dem aus sich in sicherer Entfernung der Stuhlkreis mit den anderen Kindern beobachten lässt, für lange Zeit der einzig mögliche Aufenthaltsort in dieser fremden Welt zu sein scheint.

Einmal eingewöhnt, ist für viele Kinder eine Geburtstagseinladung oder Übernachtung im Kindergarten ein großes Abenteuer.

Für das hochsensible Kind jedoch können solche Aktivitäten die Quelle von nicht mehr zu steuernder Reizüberflutung mit heftigen körperlich-seelischen Reaktionen sein – und darum ein Graus.

Wieder ist das Kind das besondere Kind, das sich nicht einfach in Gruppenaktivitäten eingliedern lässt.

Hierbei muss es sich aber nicht um einen Nachteil handeln, je nachdem, wie mit der Situation umgegangen wird.

Wie schon die Überschrift besagt, handelt es sich um eine Herausforderung, aber nicht zwangsläufig um einen Nachteil.

Herausfordernde Reizverarbeitung

Ist der Kindergarten endlich vertraut und eine tägliche Selbstverständlichkeit, kann das Kind auch dort zu einer fast familiären Sicherheit kommen.

Jedoch wie auch später in der Schule hat sein gesamtes System weiterhin damit zu tun, die ganze Fülle der dort aufgenommenen Reize zu verarbeiten, ohne bisher Strategien dafür erlernt zu haben.

Hat es in Schule und Kindergarten gerade noch gereicht, um dabei sein zu können, gibt es zu Hause dann häufig

schreiende Zusammenbrüche, unter denen die ganze Familie zu leiden hat.
Überhaupt könnte es sein, dass Eltern und Erzieher sich angesichts oft extremer Reaktionen des Kindes zu fragen beginnen, ob vielleicht doch an eine AD(H)S-Diagnose zu denken sei.

Auch für Kinder, die der Reizüberflutung durch einen völligen Rückzug begegnen und in sich selbst versunken zu sein scheinen, ist die Welt nicht rosig.

Hier fragt man sich, ob ADS oder vielleicht auch Autismus zu diagnostizieren sei.

Hochsensible Kinder ertragen keine Ungerechtigkeiten.
Aufgrund ihrer holistischen Wahrnehmungsfähigkeit sind ihnen die Konsequenzen einer solchen Behandlung lebendig vor Augen und sie empfinden sie wie eine eigene tiefe Beschämung.

Unbändige Wut oder auch tränenreiche Verzweiflung mit tagelangen Diskussionen können die Folge sein.

Die Gaben von hochsensiblen Kindern

Die holistische Wahrnehmungsfähigkeit ist meistens auch verbunden mit großem Ideenreichtum, Kreativität und ausgeprägten empathischen Fähigkeiten.

Wer so verbunden denkt und fühlt, ist nicht selten in jungen Jahren schon ein kleiner Philosoph, der in einer natürlichen, weit wahrnehmenden Spiritualität zu Hause ist.
Fragen nach dem Sinn des Lebens, nach Leben und Tod, nach der eigenen Lebensaufgabe werden den Eltern zu Zeiten gestellt, wo diese mit Überraschung feststellen, dass sie sich selbst damit bisher gar nicht oder zu wenig beschäftigt haben.

Über ihre Jahre hinaus gereift, sind hochsensible Kinder darum oft allzu junge Ratgeber von erstaunlicher ursprünglicher Weisheit, sodass Eltern aufgefordert sind, ihren Kindern die Unbeschwertheit ihres Alters zu erhalten und sie nicht zu früh zu kleinen Erwachsenen zu machen oder machen zu lassen.

Freundschaften und Freizeit

Tiefgründig, wie diese Kinder sind, wählen sie ihre Freunde sorgfältig aus.

Oft haben sie nur einen oder sehr wenige wirkliche Freundschaften oder neigen eher dazu, ein Einzelgänger zu sein.

Das bedeutet jedoch nicht zwangsläufig, dass sie unglücklich sein müssen.

In ihrer Fähigkeit zur nonverbalen Kommunikation finden sie auch oft in Tieren ihren besten Freund.

Auch künstlerische Aktivitäten, Musik, Lesen oder stundenlange Naturbeobachtungen aus der einladenden Höhle eines Baumhauses heraus können die Freizeit füllen und dabei vielen Eltern die Sorge bereiten, dass ihr Kind wohl nie kontaktfähig sein und darum ein Leben in Einsamkeit zu fristen habe.

Die Sorge der Eltern und der Perfektionsanspruch des Kindes
“Wie soll das nur werden auf dem weiteren Weg in Schule und Beruf?”

ist die bange Frage, die sich viele Eltern stellen.

Sie ahnen nicht, welche schwere Last sie mit dieser elterlichen Sorge, die zudem von der eigenen Geschichte geprägt ist, auf die Schultern ihres so umfassend wahrnehmenden Kindes legen.

Sie trifft auf den typischen Anspruch des Hochsensiblen, doch von vornherein alles richtig machen zu wollen – vor allem für die Menschen, an deren Wohl und Wehe dem Kind so viel liegt, nämlich den Eltern.
Anstatt darin Frieden zu finden, leben die Kinder nun in der Gewissheit, gerade diesem dringenden Wunsch nicht gerecht werden zu können.
Denn sonst würden ja die Eltern nicht besorgt sein.

Sie beginnen, sich als Ursache vieler familiärer Schwierigkeiten zu empfinden, verlieren an Selbstbewusstsein und vertrauen und quälen sich nicht selten mit Selbstzweifeln und Schuldgefühlen.

Der Teufelskreis

Die Spirale beginnt sich weiterzudrehen.

Der Druck auf alle Beteiligten wächst und damit auch die Belastung für das hoch erregbare autonome Nervensystem des Kindes und des unter Umständen auch vorhandenen, selbst hochsensiblen Elternteils.

Das ganze familiäre System beginnt, sich zu erschöpfen und in einem Problemblick auf möglicherweise vorhandene schwere Erkrankungen zu verlieren.

Die Intensität von psychosomatischen Beschwerden, Verhaltensauffälligkeiten sowie Schwierigkeiten in Kindergarten und Schule nimmt zu.

Warum ist mein Kind hochsensibel?

Warum ist mein Kind hochsensibel?

Haben Sie sich diese Frage auch schon gestellt?

Dieses Werk sollte Ihnen aufgezeigt haben und zeigt immer noch auf, dass Hochsensibilität keine Bestrafung darstellt und keine Nachteile nach sich bringen muss, aber kann.

Insofern ist es natürlich nicht zielführend, nach Gründen von Hochsensibilität zu suchen, weil man nicht zufrieden oder nicht einverstanden damit ist, dass sie existiert.

Damit stemmt man sich letztlich gegen etwas, das man nicht ändern kann und auch gar nicht ändern muss, da man mit Hochsensibilität und hochsensiblen Kindern leben kann, wenn man sich an einige Regeln hält und einige Aspekte bedachtet.

Insofern ist diese Sinnsuche nicht zielführend.

Aber natürlich ist eine Frage und die Suche nach den Ursachen trotzdem interessant und spannend, da es ja dabei helfen kann, die Hochsensibilität des Kindes und das gesamte Wesen des Kindes besser zu verstehen.

Hier in diesem Werk werden wir nicht klären können, was die Ursachen und Gründe für Hochsensibilität bei Ihrem Kind sind bzw. worin die Hochsensibilität des Kindes begründet liegt, welches Sie eventuell betreuen bzw. um welches Sie sich kümmern.

Ursachen sind auch hier immer individuell und sie beziehen sich normalerweise auf mehrere Faktoren.

Es gibt immer genetische Faktoren und Aspekte, die zu berücksichtigen sind.

Eine Hochsensibilität der Mutter oder des Vaters kann eine Hochsensibilität des Kindes bzw. der Kinder zur Folge haben.

Doch Umweltfaktoren spielen wie immer auch eine Rolle.

In diesem Kapitel geht es also nicht um eine definitive Antwort auf alle Fragen, sondern um Möglichkeiten und Optionen, wenn es um Hochsensibilität und Ursachen geht.

So wird in der Wissenschaft diskutiert, dass eine stressige Kindheit Hochsensibilität auslösen kann.

Das überrascht insofern, als eine stressige Kindheit ja per se nichts Positives ist.

Und doch kann daraus letztlich eine Hochsensibilität resultieren, die dann letzten Endes aber auch wieder positive Aspekte hervorbringen kann.

Es gibt verschiedene Gründe, die besagen und erklären, warum eine stressige Kindheit zu einer Hochsensibilität führen kann.

Hochsensible Kinder haben häufig den Drang oder den Wunsch, belastbarer zu sein, was dann natürlich auch an den Anforderungen liegt, denen sie sich ausgesetzt sehen.

Sie wollen weniger berührbar und robuster sein.

Wenn sie wenig Schlaf erhalten, Alkohol trinken oder viel arbeiten, stecken sie dies nicht allzu gut weg und sie brauchen dann mehr Erholung, als es vielleicht andere Menschen, die nicht hochsensibel sind, benötigen.

Hochsensible Erwachsene und auch schon Kinder haben das Gefühl, nicht gut hineinzupassen in diese Gesellschaft und in so manches Muster, welches vorgegeben wird.

Sie fühlen sich schnell überfordert, wenn es um den Kontakt zu Menschen, wenn es um soziale Situationen, Stress, Entscheidungen und wenn es allgemein um Druck geht, dem sie sich ausgesetzt sehen.
In der globalisierten und schnelllebigen Welt, in der wir leben, ist das natürlich durchaus ein Problem, weil unsere moderne Zeit all diese Dinge gerade hervorzubringen weiß.

Folglich ziehen sich hochsensible Kinder und Erwachsene zurück und sie brauchen Abstand.

Der Begriff der Hochsensibilität wurde einst von Elaine Aaron geprägt.

Es ist eine genetisch bedingte Eigenschaft, womit eine sichere Ursache schon einmal gesichert wäre.

Allerdings konnte es bisher nicht ausgeschlossen werden, dass Hochsensibilität im Laufe des Lebens erworben werden kann.

Traumata und Dauerstress stehen im engen Zusammenhang mit dem Erwerben von Hochsensibilität im Laufe des Lebens, doch leider gibt es hierzu kaum aussagekräftige Forschungen.

Man geht allerdings davon aus, dass die Gehirne hochsensibler Menschen äußere Reize und Eindrücke intensiver verarbeiten, als es bei nicht-hochsensiblen Menschen der Fall ist.

Auch gibt es immer wieder Fälle und Berichte, die sich um frühkindliche Traumata, um Depressionen oder beispielsweise auch um narzisstische Mütter drehen.

Auch eine bedrohliche Atmosphäre im Elternhaus allgemein steht im Verdacht, eine Hochsensibilität des Kindes zu triggern, denn schließlich müssen sich diese gewissermaßen als evolutives Schema zum Überleben ein entsprechendes Muster zulegen, um mit der Situation klarzukommen.

Eine Anpassung erfolgt also insofern, als sie sich entsprechend den ausgesetzten Faktoren anpassen, sich verformen und anfälliger für äußere Reize werden, um adaptiver zu sein.

Manche Kinder werden dadurch vielleicht auch umso härter, doch manche „verweichlichen" scheinbar, indem sie sensibler und sensitiver werden.

Es gibt auch Indizien, die darauf hindeuten, dass Hochsensibilität tatsächlich erworben werden kann und die angesprochenen Faktoren damit in einem Zusammenhang stehen.

In klinischen Studien konnte man feststellen, dass bei Hochsensiblen der Cortisolspiegel im Blut dauerhaft erhöht ist.

Cortisol steht mit Stress in Verbindung.
Je mehr Cortisol also ausgeschüttet wird, desto mehr wird von den entsprechenden Personen Stress erlebt und wahrgenommen.

Stress in der Kindheit kann beispielsweise auch dann entstehen, wenn ein Elternteil einen ungesunden Umgang mit Alkohol an den Tag legt bzw. eventuell sogar alkoholkrank ist.

Die Kinder passen sich aufgrund der schon oben beschriebenen Mechanismen an.

Sie müssen lernen, zu scharfen Beobachtern zu werden, Dinge geheim zu halten und eventuell auch Lügen zu ignorieren, um damit gegen ihre eigentlichen Überzeugungen zu handeln.

Sie werden zu frühen Psychologen; viel früher, als sie es eigentlich wollten oder selbst entscheiden könnten. Das liegt an sogenannten Doppelbotschaften, denen sie sich früh ausgesetzt sehen könnten.

Ihre Erziehungsberechtigten senden eine scheinbare Botschaft A aus, doch gewisse andere Indizien offenbaren eine Botschaft B.

Die Kinder müssen sich an ständige Stimmungswechsel gewöhnen und sie müssen es sich angewöhnen, anhand von körperlichen Signalen auf den wahren Zustand des Elternteils zu schließen.

Hat meine Mutter oder mein Vater rote Augen? Ja.

Was bedeutet es, wenn er oder sie rote Augen hat?

Hat er oder sie getrunken?

Was bedeutet das für mich?
Welchen Mantel muss ich mir anziehen, um die Situation für mich in einer möglichst glimpflichen Art und Weise lösen zu können?

Die Verantwortlichen selbst können aufgrund der Impulsivität, die durch Alkohol und Drogen ausgelöst wird, selbst nicht ableiten, wann sie explodieren und wann sie ruhig bleiben.

Also müssen die Kinder selbst zu den Detektoren werden, die ihnen verraten, wie es um ihre Eltern bestellt ist.

Das bedeutet aber auch eine ständige innere Anspannung und eine Menge Stress, welche in den Kindern ausgelöst wird.

Irgendwann wird das zur Normalität und die Folge ist ein dauerhaft erhöhter Cortisolspiegel.

Hochsensible Kinder sind bekanntlich sehr empfänglich für die Stimmungen der Menschen, denen sie sich ausgesetzt sehen bzw. allgemein empfänglich für die Stimmungen eines Raumes, weil sie Stimmungen intensiver wahrnehmen, analysieren und dabei auch für andere unwichtig wirkende Details beachten.

Sie differenzieren soziale Beziehungen auf eine sehr genaue Art und Weise.
So ist es auch bei den eben beschriebenen Stressfamilien der Fall.

Die Kinder von alkoholkranken Eltern müssen die Stimmungen der Eltern schon wittern und herausfiltern, ehe diese überhaupt den Raum oder das Zimmer betreten.

Für die Kinder dreht sich der Alltag um das kranke Elternteil bzw. vielleicht auch für das Co-abhängige jeweils andere Elternteil, welches die Krankheit manchmal mitträgt.
Es geht schließlich um die Wünsche und Bedürfnisse der anderen, doch um die eigenen Wünsche geht es für die hochsensiblen Kinder überhaupt nicht mehr.

Dabei haben die Kinder gar keine richtige Wahl.

Sie haben eine hohe Fähigkeit zur Empathie und können diese auch gar nicht abstellen.

Man könnte es als Zwang zur Empathie bezeichnen.

Ein solcher Drang, die Stimmungen und wahren Intentionen und Hintergründe der Eltern zu lesen und zu analysieren, findet man aber nicht nur bei alkoholkranken Eltern vor.

Bei depressiven oder narzisstischen Eltern ist es ähnlich.

Die Kinder müssen Launen und Wünsche der Eltern wahrnehmen, um klarzukommen.

Kinder haben hier logischerweise nicht das Wissen, dass sich ihre Eltern grundlegend falsch verhalten und sie selbst nicht der Grund sind, warum sich ihre Eltern so verhalten, wie sie es tun.

Erst wenn sie alt genug sind, erkennen sie womöglich, dass sie sich hätten distanzieren müssen.
Doch als Kind möchte man gefallen und so tut man alles, um sich anzupassen.

Man selbst trägt die Verantwortung für Harmonie.

Eine Verantwortung, welche eigentlich von erwachsenen Menschen übernommen werden müsste.

Stressbedingte Erkrankungen sind also auf jeden Fall auch als Faktoren zu nennen, wenn es um die Entstehung von Hochsensibilität geht.

Depressionen, Konzentrationsschwäche, Muskelverspannungen und Bluthochdruck.
Auch Schlafstörungen und innere Unruhe sind Symptome, welche hochsensiblen Menschen bekannt vorkommen könnten.

Das liegt natürlich daran, dass beide Aspekte dann in einem Zusammenhang stehen.

Es gibt noch weitere Symptome dieser Erkrankungen und Merkmale von Hochsensibilität, die sich ähneln.

Dazu zählen Überforderung, fehlende Abgrenzung, einen Hang, schnell von Reizen überflutet zu werden.
Fehlende Energie und wenig Selbstvertrauen sind ebenfalls vorherrschend.

Es kann zu Konflikten am Arbeitsplatz, zu Einsamkeit, überhöhtem Perfektionismus und zu einer unzureichenden Verbindung zum eigenen Körper kommen.

Allerdings sind dies natürlich nur Möglichkeiten und Zusammenhänge, die schon festgestellt wurden.
Wie hier mehrmals schon erwähnt wurde, gibt es aber nicht den pauschal Hochsensiblen, insofern ist eine Stigmatisierung nicht sinngebend, zumal sie das nie ist.

Hochsensible und damit natürlich auch hochsensible Kinder sind von ihren Eindrücken und Gefühlen überwältigt.

Wenn ihnen alles irgendwann über den Kopf wächst, steigen sie manchmal aus; sie dissoziieren sich.
Auch Menschen mit traumatischen Erfahrungen in ihrer Kindheit kennen dieses Gefühl, in bestimmten Situationen kalt und unnahbar zu werden.

Deshalb, weil es in ihrer Kindheit eine sinnvolle Strategie darstellte, um das Überleben zu sicher.

Man verschwindet in sich selbst und stellt alle Gefühle reflexartig ab!

Diese Dissoziation kann man also bei traumatisierten Menschen, aber in einer natürlich etwas abgeschwächten und harmloseren Form bei hochsensiblen Erwachsenen und auch Kindern sehen.

Die Eigenschaften beider Phänomene sind aber nicht nur gleich, es wird immer wieder diskutiert, dass aus Kindheitstraumata Hochsensibilität resultieren könnte.

Hochsensible verlieren sich manchmal in Beziehungen, weil es ihnen durch ihre ausgeprägte Fähigkeit zur Empathie schwerfällt, sich von anderen abzugrenzen und voll bei sich zu bleiben.

Dadurch verkennen sie ihre eigenen Bedürfnisse bzw. es fällt ihnen schwer, die Bedürfnisse anderer von den eigenen zu entscheiden.

Wenn Kinder mit überforderten Eltern groß wurden, kann dies ähnlich sein.

Sie fühlen sich verantwortlich für das Wohlbefinden ihrer Mitmenschen, weil sie es in ihrer Kindheit so erfahren haben.

Sie passen sich an und geben sich teilweise sogar auf.

Sie fungierten als Objekt, oder aber als Erweiterung ihrer Eltern.

Sie wurden nie richtig gesehen bzw. nur dann geliebt, wenn sie „funktioniert" haben oder benötigt wurden.

Von bedingungsloser Liebe kann hier also keine Rede sein.

Bindung wird mit Zwang, Einsamkeit, vielleicht auch mit Selbstaufgabe und Unterdrückung verbunden, weshalb Bindung auch gleichzeitig Angst und Verpflichtung bedeutet.

In ihnen ist die Angst verborgen, sich abzugrenzen, ausgeschlossen ja sogar verlassen zu werden.

Auf jeden Fall sollte man darauf achten, hochsensible Kinder bzw. sich selbst nicht in Schubladen zu stecken.

Es ergibt daher auch keinen Sinn, Traumata oder Depressionen pauschal mit Hochsensibilität zu assoziieren.

Zuletzt lernen Sie hier noch Faktoren kennen, die gemäß zahlreicher Diskussionen in der Wissenschaft und nach Erfahrungen und Beobachtungen vieler hochsensibler Menschen, auch bei Kindern, in einem Zusammenhang stehen bzw. eine Hochsensibilität auf jeden Fall noch bestärken könnten.

Geburtstraumata wurden hier schon erwähnt und gehören zu dieser Liste.

Vergewaltigungen, sowohl eigene als auch Vergewaltigungen von Familienmitgliedern können sich auf das Erbgut auswirken und damit auch dafür sorgen, dass sich eine Hochsensibilität durch Generationen vererbt.

Körperliche und seelische Gewalt in der Familie, in Schule und Beruf bleiben ebenfalls nicht ohne Folge und verändern Leben.

Spätere Eltern können auch solche Erfahrungen unbewusst an die nächste Generation weitergeben bzw. beeinflusst es natürlich ihre Gegenwart und damit eventuell die Erziehung ihrer schon existenten Kinder.

Auch Unfälle, Stürze, Verletzungen und Katastrophen wie Stürme oder Hochwasser haben das Potenzial, sich über Generationen zu vererben und Dinge zu verändern, sodass

Kinder eventuell hochsensibel werden, weil sich deren Eltern mit besonderen Umständen herumschlagen mussten.

Konflikte und Trennungen können Hochsensibilität verstärken oder erst befeuern.

Das können eigene Konflikte und Trennungen, aber auch die der Eltern oder von anderen Bezugspersonen sein.
Über bedingte Liebe wurde bereits gesprochen.

Dies kann bei den Kindern von narzisstischen Eltern der Fall sein.

Sie lernen von klein auf, sich anzupassen, um zu genügen, was unter anderem dafür sorgen kann, dass aus hochsensiblen Kindern letztlich auch hochsensible Erwachsene werden.

Wenn über Traumata gesprochen wird, dann müssen natürlich auch unbearbeitete bzw. nicht aufgearbeitete Kriegserlebnisse genannt werden.

Eltern, Großeltern, Bezugspersonen bzw. Vorfahren haben Erlebnisse und Erfahrungen des Krieges womöglich nicht aufgearbeitet, weil es damals auch keine Chance und Hilfe gab, es zu tun.

Folglich kann sich auch dies in der kommenden Generation widerspiegeln.

Es mag kontrovers klingen, aber manche Menschen glauben an ein früheres bzw. anderes Leben und so hat sich bei manchen die Annahme durchgesetzt, Erfahrungen aus anderen Leben könnten eine Hochsensibilität verursachen.

Es gibt natürlich keine Beweise für diese These und letztlich wird man sie vermutlich auch nie beweisen können.

Der Vollständigkeit wegen soll dieser Ansatz hier aber dennoch erwähnt sein.

All die genannten Ereignisse mögen prägend und besonders sein, doch auch aus unscheinbaren und vermeintlich harmlosen Erlebnissen des Alltags könnte eine Hochsensibilität resultieren.

Eine Enttäuschung, ein Vertrauensbruch etc. können Leben verändern und Menschen aus der Bahn werfen.
Solche womöglich banal wirkenden Momente haben das Potenzial, das Erbgut zu verändern und sich so auf Menschen auszuwirken, dass Kinder noch davon beeinflusst werden, was sich aber natürlich nie vollkommen nachweisen lässt.

Doch immerhin sollten Sie durch dieses Kapitel einen Eindruck davon gewonnen haben, wie flexibel und vielseitig Hochsensibilität sein kann und wie vielfältig auch mögliche Ursachen sein können, die mit Hochsensibilität in Verbindung stehen.

Unterschiede bei der Erziehung Junge / Mädchen

In diesem Kapitel dreht sich alles um Unterschiede bei der Erziehung von hochsensiblen Kindern, im Speziellen um die Unterschiede bei der Erziehung von hochsensiblen Jungen zu hochsensiblen Mädchen.

Gerade bei hochsensiblen Jungs ist es so, dass die Eltern es häufig merken, wenn der Junge, ihr Sohn hochsensibel ist.

Mchr, als cs bci Töchtcrn dcr Fall wärc, was dcfinitiv auch an unserer Gesellschaft liegt.
Denn Jungs, die sensibler und zartbesaiteter sind, werden wohl immer etwas mehr auffallen.

Empfindsame Jungen haben es im Alltag regelmäßig schwer, sich zu behaupten, da es nach wie vor ein recht raues Männer-Ideal gibt.

Dabei haben hochsensible Jungen dieselben Gaben und Eigenschaften wie die meisten hochsensiblen Kinder - sie sind mitunter lärm- und geruchsempfindlich, sie reagieren sensibel auf emotionale Schwingungen und scheuen Auseinandersetzungen und Konflikte.

Das sind aber Tatsachen, welche einem rauen und harten Männer-Ideal deutlich widersprechen, weshalb Jungen mit ihrer Hochsensibilität auch regelmäßig mehr zu kämpfen haben, als es bei Mädchen der Fall wäre.
Diese „Auffälligkeiten“ könnten dafür sorgen, dass sie in sämtlichen Bereichen anecken bzw. hervorstechen: Kindergarten, Schule, Ausbildung, Arbeit, Freundeskreis, Familie.

Mitunter werden sie stärker kritisiert und auch mehr ausgegrenzt als Mädchen, was wie gesagt am vorherrschenden Rollenbild liegt.

Auch hier sei aber gesagt, dass dies nicht in Stein gemeißelt ist.

Doch der Fokus soll in diesem Werk bekanntlich nicht auf dem „was kann ein hochsensibler Junge womöglich nicht?“ liegen.

Mithilfe des folgenden kleinen Tests finden Sie heraus, was Ihr hochsensibler Sohn womöglich sehr gut kann, macht, beherrscht.

„Das können hochsensible Jungen richtig gut“

Checkliste

- ✓ Hochsensible Jungen sind gute Zuhörer.
  Sie erkennen die Zwischentöne menschlicher Kommunikation besser, je älter sie werden.
- ✓ Da sie Töne, Klänge, Gerüche und Farben intensive wahrnehmen, haben sie oft auch eine musische oder künstlerische Ader.
- ✓ Sie merken sich viele Details, haben ein gutes Gedächtnis.
- ✓ Sie sind häufig sehr verantwortungsbewusst, sowohl ihrer eigenen Gesundheit als auch dem Wohlergehen anderer gegenüber.
- ✓ Sie empfinden Gefühle intensiver als andere, sowohl die schönen als auch die negativen.
  Dadurch erleben sie wunderbare Glücksgefühle und tiefe Verzweiflung.
- ✓ Sie sind nachdenklich und fragen gerne nach.
  Sie interessieren sich für die Hintergründe und möchten diese verstehen.
- ✓ Ältere hochsensible Jungen und Erwachsene denken viel über sich und andere nach.
- ✓ Hochsensible Jungen haben oft ein gutes Körpergefühl und lernen intuitiv.
- ✓ Da sie ständig eine Vielfalt von Reizen und Informationen aufnehmen, steigert sich auch ihre Komplexität im Denken.
- ✓ Hochsensible nehmen viele Details auf, schauen genau hin, können gut analysieren.

Erziehung: von Kindergarten bis Einschulung

Hochsensible Kinder in der Kita

Wie erkenne ich ein hochsensibles Kind in der Kita?

Die Merkmale eines hochsensiblen Kindes können mittels eines Fragebogens ermittelt werden.

Wichtig dabei ist jedoch der behutsame und einwandfreie Umgang mit der Auswertung.

Eine bloße Pauschalisierung und starre Einordnung würden die Einzigartigkeit des Kindes übersehen.

Es soll eine erste Einschätzung sein, um damit nachfolgende Handlungsweisen aufzuzeigen.

Diese Einschätzung, welche das Kind braucht, um sich in der Kita wohlzufühlen.

Ein wichtiger Schlüsselsatz für das Kind ist: „Das Kind ist gut so, wie es ist!“

Hochsensibilitätstest für Kinder in der Kita (vgl. Aron 218)

- ✓ Findet das Kind schwer in den Mittagsschlaf?
- ✓ Neigt das Kind zu starken Gefühlsausbrüchen und kann es Gefühle anderer wahrnehmen?
- ✓ Verfügt das Kind schon früh über einen ausgereiften Sprachschatz?
- ✓ Klagt das Kind über psychosomatische Beschwerden wie Kopfschmerzen, Bauchschmerzen, Übelkeit?

- ✓ Sind Feste eine Überforderung – reagiert es mit Aggression oder stillem Rückzug?
- ✓ Sucht das Kind eher Kontakt zu Älteren?
- ✓ Neigt das Kind zu besonders starken Empfindungen über die fünf Sinne?
  Riecht es Düfte schnell und kann sie benennen?
  Ist die Gruppe zu laut?
  Braucht es mehr Berührung? Vermeidet es Rangeleien, Raufereien?
  Will es nur ganz bestimmte Lebensmittel essen?
- ✓ Reagiert das Kind empfindlich auf jede Art von Veränderung?
  Sind Übergänge problematisch?
- ✓ Spielen Musik und Rhythmus eine frühe Rolle?
- ✓ Ist das Kind nach einer Reizüberflutung schwer zu beruhigen?
- ✓ Ist das Kind ein kleiner Philosoph, der sich und Ihnen schon unerwartet früh Fragen nach dem Sinn des Lebens, Leben und Tod oder dem lieben Gott stellt?
- ✓ Staunen Sie über eine klare, früh ausgeprägte Ethik und Gerechtigkeitsempfinden des Kindes?
  Fühlt es sich manchmal ungerecht behandelt?
- ✓ Kann es sich im Spiel völlig vergessen und ganz in seiner Welt aufgehen?
  Bemerken Sie einen Ideenreichtum?

Man kann nicht genau sagen, ab wie vielen „Ja“-Antworten ein Kind als hochsensibel gilt.

Theoretisch ist dies auch bei einem Ja möglich.

Als Richtwert könnten Sie sich merken, dass die Hochsensibilität Ihres Kindes bei mindestens 15 „Ja“-Antworten mehr als deutlich ist.

Eventuell lesen Sie diese Lektüre nicht als Elternteil oder Erziehungsberechtigte/r, sondern als pädagogische Fachkraft, welche es mit einem hochsensiblen Kind zu tun bekommt und Sie fragen sich womöglich, was Sie konkret tun können, um das hochsensible Kind im Zuge Ihrer Arbeit unterstützen zu können.

Nehmen Sie das Kind auf jeden Fall so an, wie es ist.

Es ist wichtig, dass die Erziehung von Wertschätzung und vor allem auch von Akzeptanz geprägt wird.

Sätze wie „sei nicht so ein Sensibelchen" etc. sind daher zu vermeiden.

Je authentischer Sie in Ihrer Vorbildwirkung sind, desto bessere Chancen hat das Kind, eine gesunde Bindung aufzubauen, da das hochsensible Kind die Gefühle und Stimmungen der Bindungsperson sehr genau spürt.

Werden Gefühle echt und authentisch vermittelt, dann spricht dies für eine Beziehung zum Kind auf Augenhöhe und letztlich wird dies die Entwicklung des hochsensiblen Kindes nur fördern.

Wird hingegen etwas vertuscht oder getäuscht, wird das Kind dies sehr wahrscheinlich merken, was es nur verunsichern wird.
Damit man die Bedürfnisse eines hochsensiblen Kindes im Kita-Alltag wahrnehmen und vor allem bedienen kann, ist es wichtig, vor allem auch für sich selbst sorgen zu können.

Auf die eigenen Grenzen achten und „Nein" sagen zu können, Vertrauen in die eigene Intuition zu haben, all das ist in diesem Zusammenhang elementar wichtig.

Pausen und Auszeiten sind im Tagesablauf zu integrieren, damit das hochsensible Kind Distanz in herausfordernden Situationen herstellen kann.

Dass die eigenen Kräfte irgendwann schwinden, ist völlig normal.

Dies sollte man sich zugestehen können und Delegation muss stattfinden, damit man die Betreuung auf mehrere Schultern verteilen kann.
Die Bedürfnisse des hochsensiblen Kindes gilt es von den Verantwortlichen zu respektieren und ernst zu nehmen, so wie die Bedürfnisse eines jeden Kindes generell.

Das hochsensible Kind wird nicht absichtlich übertreiben, es den Verantwortlichen schwer machen oder sich „anstellen“, was man manchmal eventuell meinen könnte.

Sie denken einfach nur differenzierter, sie sind in der Regel gewissenhafter und ihr Sinn und Gespür für Details ist besonders ausgeprägt.

Es kann sein, dass sie deswegen langsamer reagieren und sie Aufforderungen nicht so schnell nachkommen können.

Fachkräfte sollten es vermeiden, unnötigen Zeitdruck auszuüben und sofortige Entscheidungen nicht krampfhaft zu erzwingen.
Natürlich kann man in einer Kita auch einiges vorbereiten.

Kinder brauchen schließlich eine durchdachte und auch vorbereitete Umgebung und bei hochsensiblen Kindern ist dies ganz besonders der Fall.

Hochsensible Kinder benötigen Möglichkeiten zum Rückzug, um von anderen zeitweise getrennt sein zu können.

Auch Garderobe oder Gänge könnten solche Platzangebote darstellen.

Grenzelemente können dann für die entsprechende Trennung sorgen.

Sinnesreize können sich erholen und das hochsensible Kind kann sich zentrieren und selbst regulieren.

Um sich gut entfalten zu können, brauchen sie einen kleinen Vertrauensvorschuss des Erziehers oder der Erzieherin.

Dem Kind also das Gefühl zu geben, ihm etwas zuzutrauen, ist sehr wichtig, so wie es bei allen anderen Kindern natürlich auch wichtig ist.

So erhält das Kind das Bewusstsein für die eigene Bestätigung.

Eine klare Struktur des Raumes wird die Orientierung und das Handeln des Kindes bereichern.

Das Kind wird schnell überreizt sein, wenn es der Gruppe in einem Raum über eine längere Zeit hinweg ausgesetzt wird.

Gerade deshalb wird es anschließend Auszeiten und Phasen zur Erholung benötigen.

Allerdings kann es natürlich auch vorkommen, dass hochsensible Kinder spontan Lust auf Bewegung haben.

Beim Morgenkreis kann dies aber natürlich äußerst destruktiv wirken, wenn sich die Kinder eigentlich entspannen oder konzentrieren sollen, das hochsensible Kind aber diesen Prozess stört.

Doch auch hier gibt es einfache Tricks, wie man hier alternativ etwas Sinnvolles erschaffen kann.

Wie wäre es beispielsweise mit einem „offenen Morgenkreis", sodass sich die Gruppe womöglich am Morgen trifft, aber nicht genau vorgegeben ist, wie sich die Kinder im Einzelnen zu verhalten haben.

Das heißt nicht, dass hochsensible Kinder ständig „ihren Willen" bekommen müssen oder dass man sie zur „Extrawurst" erklären muss.
Doch wenn sie auf anderem Wege zu ähnlichen Leistungen, Zielen, Erfolgen etc. kommen, wie die nicht-hochsensiblen Kinder – warum sollte man sie dann zwingen, jemand zu sein, der sie nicht sein wollen?

Sicherheit ist für hochsensible Kinder wichtig.

Genauer kann man von sogenannten drei Sicherheiten sprechen, die für hochsensible Kinder besonders wichtig sind.

Zunächst sind körperliche Sicherheiten zu nennen, doch auch verbale Sicherheit, die dem Kind Halt verspricht und auch gibt.

Die Botschaft dahinter lautet:
Ich sehe dich und ich bin bei dir.

Die Geste dazu wäre eine Körperberührung an der Hand oder eine Berührung am Rücken, wenn das Kind zu etwas aufgefordert wird.

Diese kleinen Gesten vermitteln Harmonie und Sicherheit und werden dem Kind sofort den Eindruck vermitteln, dass es gebraucht und vor allem geschätzt wird.

Feinfühligkeit in Mimik, aber auch in Gestik sind ebenso wichtig.

Der Ton macht bekanntlich die Musik und bei hochsensiblen Kindern, die ohnehin auf sämtliche, auch nonverbale Signale achten, ist eine entsprechende Körpersprache umso wichtiger.

Achten Sie also darauf, wie Sie das Kind anschauen und ob Ihre Haltung offen und willkommen ist.

Natürlich müssen Sie dies nicht immer akribisch und haargenau überprüfen.
Eine andere Variante sähe so aus, dass Sie einfach darauf achten, keine allzu negative Körpersprache an den Tag zu legen.

Denn diese können dem hochsensiblen Kind wirklich Botschaften vermitteln, die Sie gar nicht aussenden wollten.
Neben Mimik und Gestik ist natürlich vor allem Sprache für Kommunikation entscheidend.

Mit welcher Stimme sprechen Sie das Kind an?

Sprechen Sie langsam und deutlich?

Welche Worte wählen Sie?

Es macht nicht nur für das hochsensible Kind einen Unterschied, ob Sie gestresst und genervt Aufforderungen aussprechen, oder ob Sie das Kind halbwegs höflich bitten und auf „Bitte“ und „Danke“ achten, so wie Sie von Ihren Kindern schließlich dasselbe erwarten.

Sollten Sie spontane Aktivitäten für das hochsensible Kind geplant haben, dann benötigen diese dafür eher eine Ankündigung und auch Vorlaufzeit, sodass Sie von eben jenen spontanen Überlegungen eher Abstand nehmen sollten.

Vor allem Übergänge sollte man dabei gut überdenken.

Dafür kann man einige Tricks und Mittel in Anspruch nehmen: einen Wecker stellen, ein Trödelspiel, Murmelturm, eine Uhr oder andere symbolische Repräsentationen.

Als Verantwortlicher oder Verantwortliche in einer Kita müssen Sie sich nicht nur um Kinder kümmern; letztlich werden Sie es früher oder später auch mit den Eltern zu tun haben.

Hier erfahren die Kinder aus erster Hand Entwicklungen der Kinder in fachlichen Gesprächen.

Damit die Elternarbeit gut gelingt, sollten Sie auf das sogenannte sensitive Elterngespräch als Fachkraft besonderen Wert legen.

Sie sollen darin möglichst wertfreie Beobachtungen wiedergeben und Maßnahmen ableiten, welche zielführend sind, und vor allem den Eltern einen professionellen Eindruck ermöglichen.

Das Thema der hochsensiblen Kinder steht wissenschaftlich gesehen noch ganz am Anfang, weshalb Sie auch in der Kita eher Pionierarbeit leisten müssen.

Sie sollten sich, nicht nur dank dieses Werks, fundiertes Wissen über Hochsensibilität bei Kindern aneignen.

Jedes hochsensible Kind hat seine ganz individuelle Prägung und die Besonderheiten, beispielsweise die Stärken dieser Kinder gilt es individuell zu beobachten.

Konzentrieren Sie sich bei der Beobachtung auf die Stärken, dann stärkt dies automatisch Ihre Bindung zum Kind.

Erst durch diesen sicheren Hafen, durch diese gegebene Sicherheit, ist das Kind in der Lage, entsprechende Erfahrungen zu sammeln und sich zu entfalten.

Nutzen Sie dafür auch die Mechanismen der positiven Verstärkung, die vorsehen, dass Sie das Kind loben, wenn etwas gut gemacht wurde, was wiederum die Wahrscheinlichkeit erhöht, dass das Kind das gewünschte Verhalten in Zukunft wieder zeigt.

Bestrafen Sie das Kind hingegen, ist dies weniger effektiv.

Nehmen Sie diese Angelegenheit ernst, denn leider werden hochsensible Kinder häufig falsch eingeschätzt, was schon von entsprechenden Fehleinschätzungen in der Kita abhängt.

ADHS, ADS, Autismus sind beispielsweise Vermutungen, die geäußert und manchmal dann sogar als Tatsache angenommen werden.

Tatsächlich bedarf es dann aber einer professionellen Bestätigung eines Arztes, ansonsten sind solche Diagnosen mit Vorsicht zu genießen, weil sie die Zukunft des Kindes stark beeinflussen können.
Sehen Sie das hochsensible Kind einfach als „normales Kind“ mit ganz besonderen Stärken an.

Verstehen Sie das Wesen des Kindes, missverstehen Sie mögliche Verhaltensauffälligkeiten und Unterschiede nicht, indem Sie dem Kind eine böswillige Absicht unterstellen.

Glauben Sie an das Kind, vertrauen Sie dem Kind und Sie werden in der Regel eine Menge zurückbekommen.

Wie kann man hochsensiblen Kindern den Schulanfang bzw. Eintritt in das Schulleben erleichtern?

Auch hier ist Vorbereitung wieder das A und O. Jedes Kind muss für die Schule gut vorbereitet werden; das trifft nicht nur auf hochsensible Kinder so zu.

Bei sogenannten Schnuppertagen haben Sie als Elternteil die Chance, Erzieher bzw. Lehrer kennenzulernen und sich bereits einen ersten Überblick über die Einrichtungen und über die Atmosphäre zu verschaffen.

Ein hochsensibles Kind wird aber aller Wahrscheinlichkeit nach etwas mehr benötigen, als nur einen kurzen Besuch in der Schule und ein kurzes Kennenlernen mit der Lehrerin oder dem Lehrer, um sich in der neuen Umgebung wohlfühlen zu können.

Daher sollten Sie nicht zögern und nachfragen, ob Sie sich zusammen mit dem Kind alles in Ruhe anschauen können und ob es auch möglich ist, den Lehrer oder die Lehrerin kennenzulernen.
Vielleicht ist dies sogar häufiger möglich, sodass sich das Kind vorbereitet und sicher fühlt.

Für das Kind geht es darum, Zugang zu dieser neuen und durchaus ungewohnten Situation zu bekommen.

Der Schuleintritt stellt eine bedeutsame Zäsur im Leben eines jeden Kindes dar.

Sie können sich vorstellen, dass Kinder, die ohnehin schon sensibel auf Reize reagieren, dementsprechend durchaus überfordert sein können.

Sie selbst können und sollen mit Ihrem Kind zu Hause schon Gespräche führen und dabei ausführlich thematisieren, was auf das Kind zukommen wird.

Was sind Ängste des Kindes, wie sehen die Vorstellungen des Kindes aus?

Sie können irrationalen und diffusen Ängsten des Kindes auf diese Weise sofort den Wind aus den Segeln nehmen.

Sie können sogar schon dazu übergehen, sich Bücher gemeinsam anzuschauen, sodass das Kind einen noch besseren und vor allem genauen Eindruck davon vermittelt bekommt, was bald Alltag sein wird und was man in einer Schule überhaupt lernt.

Zur Vorbereitung zählt beispielsweise auch der Schulweg mit dazu.

Auch hier wird ein hochsensibles Kind mit unzähligen Reizen konfrontiert.

Aus diesem Grund sollten Sie schon vor dem eigentlichen Schulbeginn den Weg mit dem Kind einige Male abgehen.

Sie können auch ein kleines Ritual daraus machen.

Das Kind wird sich an die neue Gewohnheit so sehr schnell gewöhnen und den Weg schnell in das Bewusstsein integrieren können.

Würden Sie dies nicht tun, dann wäre das Kind den neuen Reizen einfach ausgeliefert.
Es wäre überfordert, weil es so plötzlich mit etwas Neuartigem konfrontiert ist, dass im Leben aber auf einen Schlag unglaublich wichtig und präsent geworden ist.

Zu den Lehrerinnen und Lehrern, natürlich auch schon im Vorfeld mit Erzieherinnen und Erziehern sollten Sie einen guten und offenen Umgang und Kontakt pflegen.

Kommunizieren Sie Schwierigkeiten, ohne die Situation jedoch dramatischer zu machen, als sie sind.

Sie sollten in den Gesprächen auf jeden Fall sachlich bleiben und nicht den Eindruck des überbesorgten Elternteils hinterlassen.

Es ist zwar verständlich und normal, wenn Sie sich sorgen, doch besteht auch hier die Gefahr, von den Lehrern in eine gewisse Schublade („Helikopter-Eltern") gesteckt zu werden. Sorgen Sie dafür, dem Kind nicht gleich schon Wege zu verbauen, weil Sie sich mit den Lehrern in die Haare kriegen.

Im Gegenteil: Suchen Sie das offene und konstruktive Gespräch mit den Lehrern, wenn Sie den Eindruck haben, dass dies erforderlich sei.

Haben Sie Geduld mit Ihrem Kind!

In problematischen Situationen sollte das Kind lernen, eigenständig Lösungen für Probleme zu finden.

Ist das Kind überfordert, so unterstützen Sie es sachlich und ruhig.

Seien Sie also nicht sofort besorgt, wenn sich am Anfang Schwierigkeiten ergeben.

Sie kennen Ihr Kind und wissen daher, dass es ein wenig Zeit braucht, um sich auf Neues vorzubereiten und einzustellen.

Die Fähigkeit, Schwierigkeiten und Probleme eigenständig zu lösen, ist eminent wichtig.

Das Kind sollte dies lernen und Sie sollten dem Kind die Chance dazu geben.

Wenn Sie alle Probleme für Ihr Kind lösen, dann wird sich das Kind vielleicht sogar dankbar zeigen, doch helfen Sie dem Kind dann nicht gerade für die Zukunft.

Sie können dazu übergehen, dem Kind dann ständig zu helfen, wenn es überfordert zu sein scheint.

Sie räumen alle Steine für Ihr Kind aus dem Weg.

Doch was ist die Folge?

Wird das Kind ein gesundes Selbstbewusstsein erlangen können?

Wird das Kind von sich und seinen Fähigkeiten überzeugt sein?

Wird das Kind wissen, was es kann und zu leisten in der Lage ist?

Damit all diese Fragen mit Ja beantwortet werden können, ist es umso wichtiger, dass Sie das Kind zwar unterstützen, aber ihm nicht allzu viel abnehmen, da sie sonst die Eigeninitiative, das Selbstbewusstsein und eventuell auch Frustrationstoleranz und die Fähigkeit zur Disziplin aufs Spiel setzen.

Das Kind muss lernen, Entscheidungen zu fällen, auch wenn ihnen Entscheidungen womöglich schwerer fallen mögen, weil sie mit den vorhandenen Auswahlmöglichkeiten mehr Probleme haben als ihre Gleichaltrigen.
Training und Ermutigung sind daher umso wichtiger, damit sich das hochsensible Kind nach und nach zurechtfinden kann.

Ist das hochsensible Kind eher der Typ des Generalisten oder ist das Kind eher Spezialist?

Hochsensible Kinder sind oftmals intelligent und auch vielseitig interessiert.

Generalisten kommen in der Schule meistens gut zurecht.

Doch Spezialisten haben es mitunter etwas schwieriger, weil sie sich für spezielle, womöglich auch mehrere Themengebiete interessieren, aber an den sonstigen Themen des Schulalltags wenig Interesse zeigen.

Versuchen Sie daher, die Interessen des Kindes mit den Interessen der Schule zu verbinden.

Sollte dies nicht möglich sein, dann wäre es auf jeden Fall wichtig, für eine strikte Trennung zwischen Schule und Hobby zu sorgen, sodass man sich auf das Wesentliche konzentrieren kann.

Mit dem Beginn der Schulzeit wird das Kind mit allerhand Reizen konfrontiert.

Vor allem zu Beginn kann dies für das Kind problematisch sein.

Man sollte daher dafür sorgen, dass es nicht zu einer Überreizung kommt.

Zu Hause sollten Sie daher Rituale beibehalten, die dem Kind bislang Sicherheit und Harmonie gegeben haben.
Zum Beispiel könnte ein Ritual so aussehen, dass Sie am Abend mit dem Kind reden und besprechen, was am Tag erlebt wurde.

Dies wäre ein wunderbares Beispiel für ein Ritual, welches man auch fortsetzen könnte, wenn die Schulzeit anfängt oder schon angefangen hat.

Schließlich bekommen Sie so mit, was Ihr Kind bewegt und Sie haben die Chance, positiv auf dessen Gedanken und eventuell auch auf Ängste und Befürchtungen einzuwirken, um dafür zu sorgen, dass das Kind realistischer denken kann.

Natürlich kann es sich um x-beliebige Rituale handeln, die Sie nicht einfach von heute auf morgen über den Haufen werfen sollten, nur weil eine neue Phase begonnen hat.

Struktur ist im Schulalltag sehr wichtig, doch für ein hochsensibles Kind können die Anforderungen überfordernd sein.

Aufgrund des womöglich vorherrschenden Perfektionismus kann es sein, dass Sie in puncto Struktur womöglich etwas nachhelfen müssen.

Dies können Sie tun, indem Sie beim Strukturieren von Heften und Ordnern unterstützen.

Farben können hier als Orientierung dienen und dem Kind die Hilfe geben, die es braucht.

Wenn Sie auf eine ertragreiche Art und Weise fördern und fordern, wird Ihr Kind Spaß am Selbstmanagement entwickeln, was natürlich absolut wünschenswert ist.

Über mögliche Probleme in der Schule wurde ja bereits gesprochen.

Es kann sein, dass das Kind Schwierigkeiten haben wird, in der Klasse Anschluss zu finden, je nachdem, wie die Klasse

generell aufgebaut ist und wie es um die Charakteristika des Kindes bestellt ist.
Gegebenenfalls sollten Sie natürlich das Gespräch mit Lehrkräften suchen, wenn Sie das starke Gefühl erhalten, Ihr Kind findet überhaupt keinen Anschluss und wird womöglich von Lehrern und Schülern missverstanden.

Doch Sie sollten behutsam vorgehen und nur dann handeln, wenn Ihr Kind wirklich von einschneidenden Erlebnissen berichtet, denn ansonsten kommt es selten gut an, wenn man sich als Elternteil zu sehr in die Belange einer Schulklasse einmischt und womöglich noch meint, die Klasse besser managen zu können, als es Lehrer oder Lehrerin kann.

Auch war es bereits Thema gewesen, dass Sie als Elternteil positiv auf Freundschaften einwirken können, indem Sie mit Eltern, die Ihnen sympathisch erscheinen, etwas ausmachen und gleichzeitig dem Kind neue Chancen auf Freundschaften mit anderen Kindern liefern.

Mit einer angemessenen Vorbereitung haben Sie bereits vieles richtig gemacht und es ist ohnehin nicht gesagt, dass das Kind in einer Schulklasse unbedingt anecken wird, nur weil es hochsensibel ist.

Im Gegenteil: Es kann genauso sein, dass es auf positive Art und Weise hervorstechen wird.

Allerdings sollten Sie sich überlegen, ob die vorliegende Schulform wirklich die passende Schulform für Ihr Kind ist.

Denn schließlich überfordern herkömmliche Realschulen oder Gymnasien Kinder sehr schnell und nicht immer verstehen Lehrer es, die Talente und Fähigkeiten von Kindern zu fördern.

Auf entsprechenden speziellen Schulen ist dies womöglich anders.

Schulen mit besonders sozialem Leitbild, die sich darauf fokussieren, spezielle Kompetenzen zu fördern und auch Sorge dafür tragen, dass der soziale Umgang untereinander im Vordergrund steht, könnten für Ihr Kind zu einer ernsthaften Option werden.

Schulformen wie Montessori oder Waldorf sollten Sie sich anschauen und vor allem verstanden haben.

Diese Schulen können besondere und vor allem bessere Möglichkeiten liefern, die Ihrem Kind besonders entgegenkommen und Chancen vermitteln und ermöglichen, die sonst nicht möglich wären.

Wie kann ich Resilienz & Selbstbewusstsein fördern?

In diesem Kapitel soll es darum gehen, wie Sie als Elternteil die Resilienz und zugleich das Selbstbewusstsein Ihres Kindes fördern können.

Dies ist natürlich äußerst wichtig, unabhängig davon, ob Ihr Kind nun hochsensibel ist, oder nicht.

Selbstbewusstsein ist eine Eigenschaft, die jeder Erwachsene gut gebrauchen kann, um gesunde Beziehungen zu führen und um im Leben, vor allem im Berufsleben, gut klarzukommen.

Ein gesundes und gutes Selbstbewusstsein im Erwachsenenalter basiert oft auf positiven Selbsterfahrungen im Kindesalter.
Oder andersherum:
Hat man im Kindesalter schon sehr viele negative Erfahrungen gesammelt; hat man von den engsten Bindungspersonen beispielsweise nicht die nötige Liebe erhalten, so kann sich dies negativ auf Selbstbewusstsein und Selbstbild auswirken und noch im Erwachsenenalter lang nachwirken.

Dann hilft nur noch die Resilienz.

Dies beschreibt die psychische Widerstandsfähigkeit eines Menschen, also die Fähigkeit, widrigen Umständen zu trotzen und sich trotz aller Umstände positiv zu entwickeln.
Allerdings bedarf es oft einiger Faktoren, um diese Resilienz zu erhalten.

Beispielsweise benötigt es mindestens ein Elternteil oder zumindest eine enge Bezugsperson, die an ein Kind glaubt, damit es sich vielleicht doch noch entfalten kann, obwohl es anderweitig schlimme Erfahrungen gesammelt hat.

Doch diese Fähigkeit der Resilienz lässt sich auch generell fördern.

Gerade bei hochsensiblen Kindern, die oftmals entgrenzt sind und ihre eigenen Gefühle nicht perfekt von den anderer abgrenzen können, ist es sehr wichtig, auf ein intaktes Selbstwertgefühl und Selbstbewusstsein Acht zu geben.

Ein hochsensibles Kind muss nicht zwangsläufig angeschlagen sein, wenn es um Selbstbewusstsein geht, doch ist es auf Basis aller Erfahrungen und hinsichtlich der vorhandenen Literatur sehr wahrscheinlich, dass das hochsensible Kind auch aufgrund seiner Eigenschaft nicht 100 % selbstbewusst ist, weil es oft von seinen Reizen überfordert wird, damit nicht umgehen kann, die Verantwortung vielleicht bei sich sucht und im Alltag mitunter die Erfahrung machen könnte, nicht „normal" zu sein, nicht so zu sein, wie alle anderen und generell wohl nicht perfekt in ein bestehendes Muster zu passen.

Solche Eindrücke greifen das Selbstbewusstsein schnell an, weshalb es wichtig ist, diesbezüglich entgegenzuwirken, um dem Kind eben gerade zu vermitteln, dass es nicht trotz, sondern gerade wegen seiner hochsensiblen Eigenschaften so besonders ist und Gründe hat, stolz auf sich zu sein.

Sie sollten nicht das Gefühl haben, dass sie nicht in Ordnung sind.

Als Elternteil kann man einiges tun, um die Seele des Kindes zu entlasten bzw. leider kann man natürlich auch einiges tun, um eben gerade zu belasten, was man natürlich nicht möchte.

Globale Drohungen auszusprechen, wird sich bei allen Kindern, ganz besonders aber bei hochsensiblen Kindern negativ auswirken.

Globale Drohungen sind solche Drohungen, die einen generellen Charakter haben, also pauschalisieren und damit nicht speziell zu einer Situation passen.

Das ist auch gleichzeitig der Grund, warum solche Drohungen nicht angemessen sind, weil sie generalisieren und nicht zu einer Situation passen, dieser nicht entsprechen, obwohl Erziehung ja eine Angelegenheit ist, die individuell erfolgen muss.

Eine solche globale Drohung könnte beispielsweise sein:

„Wenn Du das tust, wird Dich Papa nicht mehr lieb haben."

Solch eine Aussage ist natürlich aus mehreren Gründen falsch und wird der Seele des Kindes nur schaden.
Zunächst widerspricht es der eigentlichen Prämisse einer bedingungslosen Liebe, die zwischen Eltern und Kind existent sein sollte.

Zudem hat „Papa das Kind vielleicht zeitweise nicht lieb", was bedeutet, dass der Vater sauer auf das Kind ist, weil das Kind sich in einer Situation X dank eines Verhaltens X danebenbenommen hat.

Dann bezieht sich der Ärger des Vaters aber auf die Situation X.

Das hat wiederum nichts mit allen weiteren Situationen zu tun, die in der Zukunft eintreten könnten.

Das Kind wird hier lediglich emotional unter Druck gesetzt, indem man mit dessen Vertrauen spielt.
Sie sind ein Vorbild für Ihr hochsensibles Kind und so sollten Sie sich auch verhalten!

Das bedeutet auch, dass Sie sich selbst lieben und wertschätzen sollten, denn ansonsten ist es praktisch unmöglich, das Kind entsprechend wertzuschätzen.

Fragen Sie sich, ob Sie sich selbst lieben und wertschätzen. Wenn Sie selbst hochsensibel sein sollten, dann stellen Sie sich ebenso die Frage, ob Sie auf diese Eigenschaft stolz sind und sich als selbstbewussten Menschen betrachten.

Wenn Sie selbst Ihre eigene Hochsensibilität als Last ansehen und Sie diese wie eine Blockade mit sich herumtragen – wie wollen Sie es schlussendlich schaffen, dass das Kind es anders lösen kann?
Sie haben in dieser Lektüre Sichtweisen und Perspektiven erfahren und offenbart bekommen, die allesamt auf verschiedenste Art und Weise aufzeigen, dass Hochsensibilität mit Recht als etwas Positives gesehen werden kann, weil es den entsprechenden Personen ganz spezielle Eigenschaften verleiht.

Sollten Sie sich selbst aufgrund Ihrer Hochsensibilität bisher nicht akzeptiert haben, ist es wohl Zeit für ein Umdenken, welches sich zuerst auf Sie und dann hoffentlich auch auf Ihr Kind positiv auswirken sollte.

Sie selbst sollten dafür die Vorteile einer Hochsensibilität sehen, wahrnehmen und begreifen.

Dann nehmen Sie diese auch bei Kindern wahr.
Drücken Sie Ihre Wertschätzung für das Kind aus und zeigen Sie diesem dadurch, warum es Gründe hat, sich zu lieben und geliebt zu werden.

Gehe auf das Kind ein und respektiere seine Wünsche.

Alles sollte unter der Prämisse gesehen und verstanden werden, dass das Kind schnell überreizt ist.

Wie würden Sie sich verhalten, wenn Sie nach einer Exposition von lauter Musik, stundenlangen Gesprächen etc. total müde wären?

Ergibt es diesbezüglich wirklich Sinn, das Kind zu kritisieren und das Kind zu bitten, mit den Beschwerden doch bitte aufzuhören?
Glauben Sie wirklich, dass Ihr Kind das alles spielt und sich nur anstellt, weil es ungezogen ist?

Ihr Kind reagiert auf entsprechende Reize.
Sie müssen nicht dazu übergehen und alles stehen und liegen lassen, nur damit Ihr Kind bekommt, was es will.

Empathie und Verständnis sind hier schon ausreichend.

Statt dem Kind zu empfehlen, sich doch bitte zusammenzureißen, könnten Sie es für all das loben, was es am Tag schon erlebt hat.

Für die positiven Aspekte, bei denen die Hochsensibilität wieder einmal positiv zur Schau gestellt wurde.

Dann seien Sie ehrlich und sagen Sie dem Kind, dass Sie vielleicht noch zehn Minuten auf dieser Feier verbringen möchten, ehe Sie gehen.

Das Kind wird Ihre Ehrlichkeit zu schätzen wissen, weiß, worauf es sich einzustellen hat und wenn Sie Ihren Worten Taten folgen lassen, wird dies viel weniger Probleme verursachen als autoritäre Worte und vor allem Worte ohne Liebe.

Es ist selbstverständlich bzw. sollte es sein und doch kommen leider nicht alle (hochsensiblen) Kinder in den Genuss bedingungsloser Liebe.

Machen Sie es anders, indem Sie das Kind für das wertschätzen, was es ist, statt nur das zu sehen, was nicht da oder vorhanden ist.

Das heißt auch, dass Sie keine Vergleiche zu anderen Kindern anstreben sollten.

Auch nicht als Argument in Richtung des eigenen Kindes, denn das könnte auf viele Wege verletzend wirken.

Und welchen Sinn macht es letzten Endes auch?
Jedes Kind hat ganz andere Gegebenheiten, Charaktereigenschaften, Hintergründe, Horizonte, Gedanken – wozu sollte man Menschen denn miteinander vergleichen?

Dies würde dann Sinn ergeben, wenn wir alle Maschinen wären, die genau gleich aufgebaut sind und alle über exakt dieselben Kapazitäten verfügen würden.

Stellen Sie die Leistungen des Kindes nicht in den Mittelpunkt – stellen Sie das Kind selbst in den Mittelpunkt, indem Sie zeigen, dass Sie sich freuen, dass das Kind existiert.

Neben dem angesprochenen Selbstbewusstsein ist der Begriff der Resilienz für eine positive Entwicklung von Kindern wichtig.

Gerade im Kontext der Hochsensibilität wird Resilienz eng mit Hochsensibilität in Verbindung gebracht, dabei aber auch mit dem Begriff der Vulnerabilität vermischt bzw. assoziiert.

Viele sind heutzutage immer noch der Meinung, Hochsensibilität sei mit Vulnerabilität gleichzusetzen.

Dies liegt unter anderem daran, dass eine differenzierte wissenschaftliche Auseinandersetzung mit dem Begriff der Hochsensibilität nach wie vor aussteht.

Dies ist insofern verwunderlich, als ein ähnliches Konstrukt schon vor Jahrhunderten von Psychologen wie Ivan Pavlov oder später auch von Carl Gustav Jung beschrieben wurde.

Das Wissen über die Hochsensibilität ist nach wie vor sehr eingeschränkt und auch nicht in der Mitte der Gesellschaft angekommen, was schade ist, da es sich sicherlich nicht um eine Randerscheinung handelt.

Eben aufgrund der mageren wissenschaftlichen Bilanz lässt sich natürlich nicht schätzen, wie hoch die Quote der hochsensiblen Kinder ist, doch könnte sie zweifellos sehr hoch sein, wenn man sich die Liste der Merkmale von hochsensiblen Kindern anschaut und dann bemerkt, dass sehr viele Punkte tatsächlich bei sehr vielen Kindern zutreffen.

Der Begriff der Vulnerabilität leitet sich im Übrigen vom lateinischen Wort „vulnus“ (Wunde) ab.

Laut der Meinung mancher sei Resilienz das Gegenteil von Vulnerabilität und Resilienz sei gleichzeitig erlernbar.

Wie hängen die besagten drei Begriffe denn nun miteinander zusammen?
Hochsensibilität könnte man sehr frei mit „Wahrnehmungsbegabung“ beschreiben.

Vulnerable Menschen können besonders leicht emotional verletzt werden, was dafür sorgt, dass sie leichter und schneller an Neurosen bzw. generell an psychischen Erkrankungen leiden können.

Nun könnte für Sie schon ersichtlich werden, warum die beiden Begriffe fatalerweise über einen Kamm geschert werden.

Hochsensible Kinder brauchen Zuverlässigkeit, Betreuungspersonen, die sie lieben und Pausen für Ruhe und Verarbeitung.

Bekommen sie dies nicht, ist langfristig mit emotionalen Verletzungen und vielleicht auch mit psychischen Störungen zu rechnen, wenn ihre Bedürfnisse wirklich auf eine vollkommen kontraproduktive Art und Weise nicht erfüllt werden und die Eltern gleichermaßen alles dafür tun, die Hochsensibilität als ein Stigma, als etwas definitiv Störendes schlechtzureden.

Vulnerabilität kann eine Folge von Hochsensibilität werden, wenn Menschen nicht verstehen, was Hochsensibilität eigentlich ist und falsch handeln.

Doch definitiv sind Hochsensibilität und Vulnerabilität nicht dasselbe!

Vulnerable Persönlichkeiten werden in der Psychologie wie folgt beschrieben: Sie gelten als aktiv, impulsiv und auch als schnell erregbar, also leicht zu ärgern.
Sie zeigen sich schnell gelangweilt, besitzen sehr wenig Einfühlungsvermögen und besitzen oftmals auch über einen unterdurchschnittlichen IQ.
Aufgrund der Merkmale, die hier in diesem Werk besprochen wurden, merken Sie schnell, dass diese Beschreibung so gar nichts mit dem Wesen eines hochsensiblen Kindes gemeinsam hat.

Sie gelten ja eher als ruhig, zurückgezogen, voller Neugierde und mitunter auch Kreativität.

Ihre Fähigkeit zur Empathie ist die große Stärke und manchmal glaubt man sogar, Hochsensibilität sei dasselbe wie Hochbegabung.

Von den besagten vulnerablen Persönlichkeiten muss also ganz klar und strikt abgetrennt werden.

Vulnerable und hochsensible Kinder haben eine hohe Anfälligkeit, verletzt zu werden.

Im Grunde genommen, stellt dies die einzige wirkliche Gemeinsamkeit dar.

Resilienz wurde ja bereits kurz thematisiert und erklärt.

Zu den besagten Umständen und Hindernissen, die Menschen überwinden müssen, zählen übrigens Lebenskrisen, schwere Krankheiten, der Verlust von nahestehenden Menschen, lange Phasen der Arbeitslosigkeit und ähnliche Beeinträchtigungen, die deutliche Spuren hinterlassen.

Resiliente Kinder sind demnach Kinder, die sich trotz eines ungünstigen Umfeldes, sozialer Armut, Gewalt oder Drogenkonsum positiv entwickeln müssen und es letzten Endes auch schaffen, sich zu einem sozialisierten Erwachsenen zu entwickeln.

Sie haben gelernt, dass sie ihr eigenes Schicksal in der Hand haben müssen und es letztlich auch selbst beeinflussen können.

Daher haben sie einen gewissen Drang, selbst zu handeln und nichts dem Zufall zu überlassen.

Resiliente Menschen sind Opportunisten.

Vulnerabilität und Resilienz sind Eigenschaften, die sich Kinder im Laufe der Zeit erwerben.

Erwachsene können beide Eigenschaften auch erst im Laufe der Zeit erwerben, während Hochsensibilität genetisch bedingt, also angeboren ist.

Hier ist also ein weiterer Unterschied erkennbar.

Doch wie kann man die Widerstandsfähigkeit von Kindern denn nun fördern?

Laut der psychologischen Fachzeitschrift „Psychologie heute" sind drei Aspekte hierfür besonders wichtig:

- ✓ Das Kind soll für das gelobt werden, was es leistet und nicht für das, was es anscheinend ist.
  Anstatt das Kind also zu loben, indem man sagt, dass es ja so begabt sei, ist es besser, die konkrete Leistung zu loben.
  Hat das Kind also eine tolle Zeichnung angefertigt, dann ist diese zu loben, weil das Kind dieses direkte Lob viel besser einordnen und verwerten kann.
- ✓ Kinder sollten von ihren Bezugspersonen schnell erfahren, dass es immer verschiedene Sichtweisen gibt, um die Dinge des Lebens zu betrachten.
  Man könnte hier eine gewisse Form von Reife attestieren, denn Kinder denken eigentlich sehr lang auf eine egozentrische Art und Weise.
  Sie haben Schwierigkeiten damit, die Perspektiven anderer einzunehmen und auf sie einzugehen.
- ✓ Ein Kind sollte dazu angeleitet und gefördert werden, wenn es darum geht, Freundschaften zu finden und sie vor allem auch zu pflegen.

Wie können Erwachsene resilienter werden?

Dafür ist es besonders wichtig, nicht in Grübeleien auszubrechen.

Negative Gedanken rufen negative Gefühle auf den Plan, welche unser Verhalten beeinflussen.

Diese schädliche Form des Grübelns wird in der Psychologie übrigens Rumination benannt.

Unter anderem beruht eben jenes Grübeln auf einer Verwechslung von Ursache und Folge.

Menschen glauben sozusagen, dass die Welt schlimm ist und dass ihre Gedanken und Gefühle deshalb so sind.

Dabei sind Gedanken und Gefühle ausschlaggebend dafür, wie die Welt und das Leben überhaupt gesehen werden.

Wer glaubt, sich in einer bestimmten Situation X auf eine positive Art und Weise verhalten zu können, der wird dies auf die besagte Art X auch sehr wahrscheinlich schaffen, wie das sozialpsychologische Konstrukt der Selbstwirksamkeitserwartung besagt.
Genauso attribuieren resiliente Menschen geschickter.

Unter Attribution versteht man in der Psychologie die Ursachenzuschreibung.

Sie attribuieren beispielsweise positiver, sind also übersetzt optimistischer, während manche Menschen sich selbst die Schuld für alles geben und daher eine pessimistische Weltanschauung haben.

In der US-amerikanischen Literatur werden weitere Schritte beschrieben, um Resilienz zu fördern.

Nehmen Sie dies gern für sich selbst mit und nutzen Sie die besagten Schritte auch, um Ihrem Kind etwas Gutes zu tun.

Laut der einschlägigen Meinung US-amerikanischer Psychologen müssen Sie für sich selbst sorgen, an Ihre eigenen Kompetenzen glauben und diesen logischerweise auch vertrauen.

Sie sollten soziale Kontakte aufbauen, stets realistische Ziele entwickeln und sich nicht in einer passiven Opferrolle sehen.

Sollte dem doch so sein, dann gilt es, diese abzulegen.

Langzeitperspektiven seien ebenso wichtig wie der Aspekt, Krisen nicht als ein unüberwindbares Problem anzusehen.

Auch dies entspricht wieder den besagten Phänomenen der Selbstwirksamkeitserwartung bzw. Attribution.

Ein Problem wird unüberwindbar, weil ich es für unüberwindbar halte, nicht, weil es unüberwindbar ist.

Wenn ich fest daran glaube, dass ich die Kompetenzen habe, um mit einem Problem X fertig zu werden, ist es sehr wahrscheinlich, dass ich das Problem schon allein aufgrund der bloßen Erwartung lösen kann.

Natürlich ist es nicht immer leicht, diese Schritte so einfach in die Tat umzusetzen, was Sie unter anderem dann wissen, wenn Sie es schon versucht haben.

Wenn hochsensible Menschen sich selbst besser verstehen und ein eigenes Bewusstsein für sich entwickeln, dann fällt ihnen die Resilienz auch automatisch leichter.

Resiliente und zugleich hochsensible Kinder bzw. Erwachsene sind erst recht Individuen, welche die Welt durch ihre besonderen Sichtweisen bereichern können.

Fazit

Sie haben in diesem Werk hoffentlich einiges über das Wesen hochsensibler Kinder gelernt und dabei optimalerweise neue Erkenntnisse für sich gewonnen, unabhängig davon, ob Sie nun Vater oder Mutter eines hochsensiblen Kindes sind, oder eventuell dank Ihrer Arbeit als Erzieher oder Lehrer mit hochsensiblen Kindern oftmals konfrontiert werden.

Erkenntnisse sind wertvoll, aber die praktische Umsetzung ist natürlich letztlich die Königsdisziplin.

Insofern hoffe ich, das Sie den einen oder anderen Ratschlag direkt verwerten können und Sie hochsensible Kinder nach den verschiedenen Lektionen mit etwas anderen Augen sehen.

Insgesamt lässt sich festhalten, dass hochsensible Kinder in ihrer Gesamtheit, so individuell sie einzeln betrachtet auch sind, nicht pauschal schwierig, weinerlich, anstrengend etc. sind.

Das sind wohl die Attribute, die den Kindern vorauseilen, wenn sie von Menschen betreut werden, denen genau das fehlt, was hochsensible Kinder eher zu viel haben: Empathie.

Es zeigt einfach, dass hochsensible Kinder missverstanden werden, und das liegt logischerweise nicht an den Kindern, die sich ja lang selbst nicht verstehen und an sich zweifeln.

Es liegt an einer Gesellschaft, die immer wieder zu laut ist, um die leisen Töne wahrzunehmen.

Eine Gesellschaft, die teilweise den Fokus auf falsche Werte legt.

Leistungsdruck und Ellenbogengesellschaft sind zwei Begriffe, die zumindest die industriell und wirtschaftlich geprägten Berufe in Deutschland ganz gut widerspiegeln.

Es geht um Leistung und um vorgegebene Ziele, Zahlen, Zensuren, die erreicht und getoppt werden müssen.

Es gilt, sich zu unterwerfen, sich einem Zahnrad und einem System anzupassen und alles dafür zu geben, diesem System zu entsprechen, indem man sich im Rahmen des Systems profiliert.

Doch geht es selten darum, wirklich wahrzunehmen, zu fühlen, zu spüren.

Es geht selten um den sozialen Aspekt, Menschen wirklich zuzuhören und auf das Rücksicht zu nehmen, was sie wirklich wollen oder fühlen.

Viele Menschen warten nur darauf, bis sie mit dem Reden endlich an der Reihe sind, während sich hochsensible Menschen in der Zuhörer-Rolle wohlfühlen und diese vor allem ernst nehmen.

Sie denken die Dinge anders, quer, intuitiv.

Sie sind nicht gemacht für die Vorgaben, den Druck und die Zahnräder der Gesellschaft.

Durch ihre ausgeprägten Sinne haben sie eigentlich mehr vom Leben.

Sie sehen die Details, wo andere nichts sehen.

Man muss diesen Menschen nur helfen, diese Fähigkeiten auch gebrauchen und einsetzen zu dürfen.

Das ist der Knackpunkt: Früh wird den Kindern eingeredet, gehorchen zu müssen.

Teilweise fängt dies schon in der Schule an.

Statt dass die Hochsensibilität erkannt und wahrgenommen wird, man dazu übergeht, das Kind entsprechend zu fördern, wird das Kind mit der Maßgabe und einem willkürlich ausgewählten Ideal vergleichen.

Das hochsensible Kind ist nicht aufmerksam, es entspricht nicht den Anforderungen – also muss es ja zwangsläufig an ADS oder ADHS leiden, oder es handelt sich gar um einen Autisten.

Schubladendenken ist vorherrschend und wieder einmal werden Individuen erkannt.

Umso wichtiger ist es, dass Sie Ihre Rolle als Verantwortlicher ernst nehmen und den eben besagten Entwicklungen gegensteuern.

Als Erziehungsberechtigter oder Erzieher haben Sie die Chance, zu einem gesunden Bewusstsein des hochsensiblen Kindes beizutragen.

Sie haben die Chance, für eine wunderschöne Kindheit des Kindes zu sorgen, indem Sie einfach nur wahrnehmen, dass es ausgeprägte Sinne hat und in manchen Punkten einfach etwas anders tickt als andere Kinder.

Sie müssen einfach nur verstehen, dass das hochsensible Kind nicht schwierig ist und alle Menschen um sich herum gern ärgert, sondern dass es selbst manchmal Probleme damit hat, eigene Bedürfnisse zu äußern, weil sie oft genug ein Leben für die Menschen um sie herum leben und ihre eigenen Gefühle gar nicht von denen der anderen unterscheiden können.

Sie haben Möglichkeiten, auf spielerische Art und Weise dafür zu sorgen, dass sich hochsensible Kinder selbst besser erkennen, produktive und fruchtbare Freundschaften aufbauen und Hobbys ausüben, die ihnen wirklich gefallen und etwas zurückgeben.

Sie haben in diesem Werk diverse Tipps erhalten, die Ihnen bei der Erziehung von hochsensiblen Kindern helfen sollen.

Dabei wurde versucht, besonders viele Situationen des Alltags und unterschiedliche Bereiche des Lebens zu integrieren.

Sie haben etwas über die Besonderheiten der meisten Kinder erfahren und Input erhalten, wie Sie viele Konflikte im Alltag ohne Gewalt oder größere Streitigkeiten lösen können, indem Sie sich auf die Suche nach dem Mittelmaß begeben, was bedeutet, es dem Kind nicht zwangsläufig immer recht zu machen, doch auch nicht immer auf einem Status Quo zu beharren, nur weil es vermeintlich sinnvoller erscheint.

Sie haben Indizien erhalten, die Ihnen überhaupt erst verraten, ob ein Kind hochsensibel sein könnte, oder nicht.

Sie haben von möglichen Vor- und Nachteilen erfahren, zumal es in erster Linie ja immer fraglich ist, wie Sie mit etwas umgeben und in welcher Umgebung sich ein hochsensibles Kind aufhält.

Denn dementsprechend kommen die Vorteile oder eben dann vermeintliche Nachteile ans Licht.

Im Kapitel der Ursachen haben Sie gesehen, dass es sehr viele verschiedene und vielfältige Aspekte und Faktoren gibt, die ein Kind hochsensibel werden lassen.

Viele davon haben nicht einmal etwas mit dem Kind selbst, sondern mit Verwandten zu tun, die eventuell selbst hochsensibel waren oder bedeutsame Erfahrungen gesammelt haben.

Dies hebt erneut hervor, dass es sich hier um ein Familienthema handeln kann.

Warum die Gesellschaft ausschlaggebend ist und Dinge entscheidend verändern kann, das haben Sie im Kapitel der Unterschiede zwischen Jungen und Mädchen bei der Erziehung mitnehmen können.

Gerade hochsensible Jungen haben es nicht immer so leicht, sich durchzusetzen, weil ihre scheinbar überempfindlichen und weinerlichen Eigenschaften, so jedenfalls manchmal die Meinungen von außen, dafür sorgen, dass sie nicht als Mann angesehen werden und sich anpassen müssen.

Alles nur aus dem Grund, weil heutzutage immer noch der Irrglaube umher geistert, dass Männer stets hart im Nehmen sein müssten, keine Gefühle zeigen dürfen und doch nicht allzu sensibel sein sollten, denn sonst wären sie ja Frauen.

Auch sonst gibt es natürlich Unterschiede je nach Geschlecht, obwohl sich die grundlegenden Eigenschaften nicht deutlich unterscheiden.

Erziehung von hochsensiblen Kindern ist ein langwieriger Prozess und das haben Sie im Kapitel der Erziehung von Kindergarten bis Einschulung gelernt.
Im Leben kommen unterschiedliche Herausforderungen auf uns und natürlich auch auf hochsensible Kinder zu.

Diese entwickeln sich, Sie als Eltern entwickeln sich und so gilt es, geschickte und effiziente Maßnahmen zu ergreifen, je nachdem, in welcher Phase sich ein Kind gerade befindet.

Es ist stets wichtig, hier das Umfeld miteinzubeziehen, denn Hochsensibilität geht schließlich all diejenigen etwas an, die mit dem Kind häufiger Kontakt haben.

Vorbereitung ist oft alles!

Dem Kind die Chance zu geben, atmen zu können und dafür zu sorgen, dass es die Welt etwas mehr zu einer Komfortzone werden lassen kann – das reicht oft schon aus, damit es neue Herausforderungen meistern und mit neuartigen Reizen umgehen lernen kann.

Letzten Endes haben Sie noch erfahren, warum Resilienz und Selbstbewusstsein nicht nur für hochsensible Kinder so wichtig sind und was Sie tun bzw. nicht tun sollten, um Selbstbewusstsein und Resilienz zu fördern.

Mit dieser Landkarte sind Sie nun vorerst ausgestattet, um einem hochsensiblen Kind mit Rat und Tat zur Seite zu stehen.

Wo Sie mit dieser Karte letzten Endes hinfahren, ist ganz Ihnen überlassen.

Sie wissen, wie viele „PS“ Ihr Kind hat, über welche Fähigkeiten und Kapazitäten, Talente und Besonderheiten es verfügt.

Nun müssen Sie, vielleicht auch mithilfe dieser Lektüre, nur noch dafür sorgen, dass Ihr Kind seine „PS“ auf die Straße bringen kann.

Für dieses Vorhaben wünsche ich Ihnen alles Gute, viel Erfolg und vor allem Gesundheit!

Lieber Leser, danke für Ihren Kauf.

Amazon Rezensionen sind die Grundlage für den Erfolg bei Amazon, daher würde ich Sie bitten, dass Sie uns Feedback zu diesem Buch in Form einer Rezension geben.

Mit diesem Buch haben Sie den ersten Schritt für die persönliche Weiterentwicklung Ihres Kindes gemacht. Weitere interessante Vorschläge finden Sie unter den folgenden Links:

Der Ratgeber für Eltern Lehrer und Pädagogen

https://bit.ly/3dSSLFM

Konfliktleichtigkeit für Familien

https://bit.ly/37Gz034

FREIZEIT Lifestyle Spiele für drinnen und draußen

https://bit.ly/2TrW5xW

Gitarre spielen nach Noten (Videokurs)

https://bit.ly/3dUYQBu

URHEBERRECHT

Haftungsausschluss

Hochsensible Kinder:

Gefühlsstarke Kinder begleiten und mit außergewöhnlichen Methoden im Alltag unterstützen

Nadine Piel
Auflage 2020

Impressum:

Nadine Piel

KONTAKT:

REINHOLD ELST

INNINGER STRASSE 20

86179 AUGSBURG

Printed in Poland
by Amazon Fulfillment
Poland Sp. z o.o., Wrocław

65880530R00067